Natürlich, intuitiv, kraftvoll

Autonome Provinz Bozen
Provincia autonoma di Bolzano
Provinzia autonoma de Bulsan
SÜDTIROL · ALTO ADIGE

Die Drucklegung dieses Buches wurde ermöglicht durch
die Südtiroler Landesregierung / Abteilung Deutsche Kultur.

PAULA MARIA
HOLZER

Natürlich intuitiv kraftvoll

Wie Körper, Geist und Seele im Einklang leben

ATHESIA VERLAG

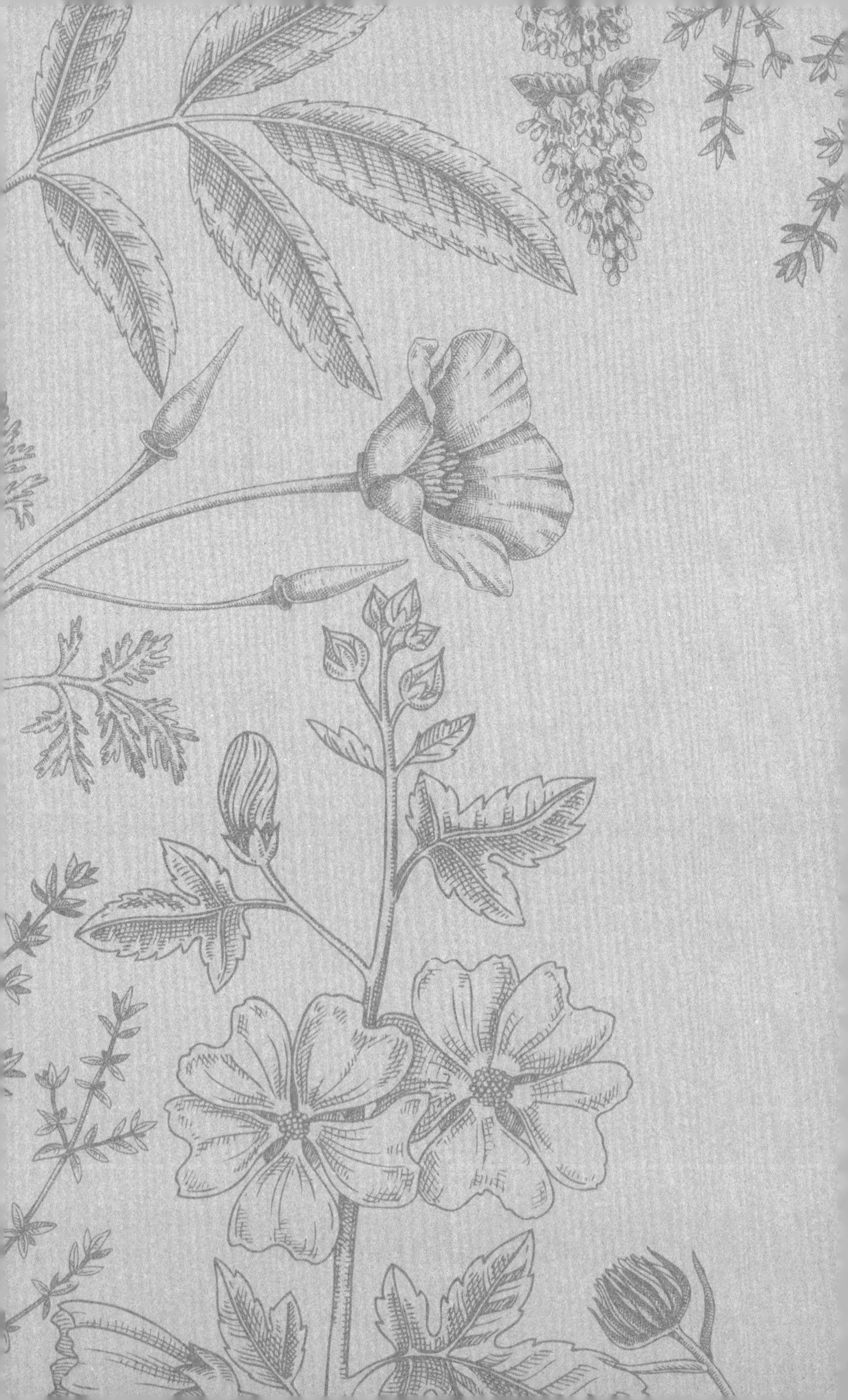

Inhaltsverzeichnis

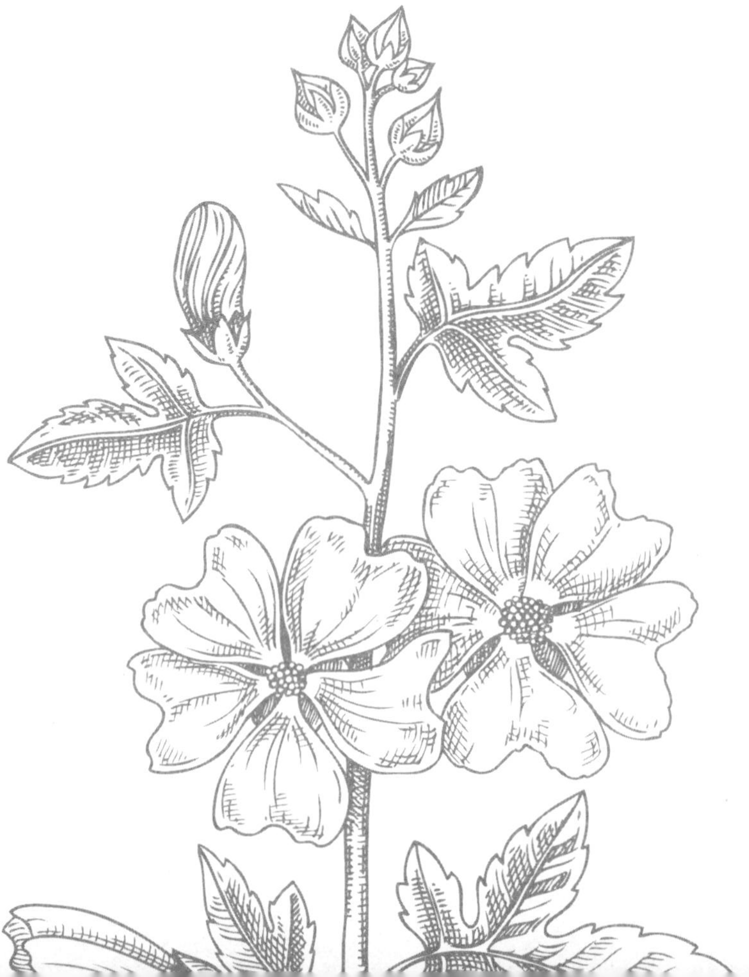

Warum dieses Buch? Die Kraft der Einfachheit

„Gesundheit ist nicht alles, aber ohne Gesundheit ist alles nichts", sagen wir oft. Aber: Was bedeutet es, wahrhaftig gesund zu sein oder, besser noch, sich rundum gesund und glücklich zu fühlen? Genügt ein kräftiger Körper oder gehört mehr dazu? Wenn wir von echter, tiefer, allumfassender Gesundheit reden, dann ja. Drei Komponenten spielen dabei ineinander, beeinflussen sich gegenseitig, gleichen aus und schaffen Harmonie: die Gesundheit der Seele, des Geistes und des Körpers. Wir alle werden mit dem Potenzial geboren, diese Kräfte in vollem Maße zu entfalten und damit die eigene Bestimmung zu leben. Gelingt es, die eigenen Gaben, Talente, Fähigkeiten auf diesen drei Ebenen zu entfalten und auszuleben, so möchte ich von wahrhaftiger Gesundheit sprechen.
Ich persönlich erwachte erst durch meine gesundheitlichen Probleme aus einem unachtsamen Leben. Dadurch fand ich den Weg zu mir und den wesentlichen Dingen – die, wie ich feststellte, im Grunde einfach sind. Denn man braucht über das Wesentliche nicht groß zu reden, es geht vielmehr um das TUN. Meine Seele, jede Seele weiß alles, was es zu wissen gibt.
Wie bin ich zu dieser Überzeugung gelangt?
Meine Kindheit hat mich geprägt. Ich bin in einem kleinen Weiler aufgewachsen, gemeinsam mit vier jüngeren Brüdern und einigen Nachbarskindern: zwei Bauernhäuser, eine Mühle und

ein Wohnhaus. Rundherum Wald, Wiesen, ein Bach und Auwald. Dort habe ich mich herumgetrieben, am liebsten allein. Stunden- und tagelang, jahrein, jahraus. Das Leben hat sich draußen abgespielt, mit all dem Schönen, Spannenden, das ich dort entdeckt habe. Die ersten zehn Jahre meines Lebens lebte ich in einer Welt, in der ich mich geborgen fühlte. Ich war allein und doch eins mit allem, was mir rundherum begegnete, angstfrei und glücklich. Ich redete mit den Bäumen, den Wurzeln und Steinen, dem Wind, der Sonne und dem Regenbogen. Alles war mir so vertraut. Überall sah ich Gnome und Wesen, alles lebte und ich verstand mich als Teil dieser sicht- und unsichtbaren Welt.
Am wichtigsten war aber der Rabe. Immer, wenn es rund um mich herum ganz still war, habe ich ihn irgendwo krächzen gehört. Auch dadurch wusste ich: Ich war nicht allein. Er war mein Begleiter, mein Vertrauter, meine Verbindung zur inneren Welt, mein Wächter. Mit dem Raben hatte ich immer und überall eine Sicherheit, in die ich mich fallen lassen konnte. Meine größten Geheimnisse teilte ich mit ihm. Heute weiß ich: Er war mein erster spiritueller Begleiter, der Repräsentant meines Wesens.
Meine Welt war überschaubar – bis zu dem Tag, als ich mit meinem Vater das erste Mal bis auf den Gebirgskamm der Olanger Dolomiten hinaufsteigen durfte. Wie sehr habe ich gestaunt: Dahinter geht die Welt noch weiter! Erst jetzt ahnte ich, dass sie viel größer war, als ich es mir vorstellen konnte, und weit über den Talkessel hinausging, den ich bisher gekannt hatte. Dass es hinter diesem Horizont weitere Täler, Menschen und Berge gab und wieder Horizont. In mir erwachten Neugier, Sehnsucht und Träume. Lebensträume.
Und dann bauten meine Eltern im Dorf ein Haus mit Fremdenzimmern. Ich wurde herausgerissen aus meiner vertrauten Welt und hineinkatapultiert in ein Umfeld mit vielen fremden Menschen, die alle an mir zerrten und zogen. Schüchtern, wie ich war,

versteckte ich mich, so oft es ging. Ich vermisste das Alleinsein, die Ruhe, jene Orte im Wald, an denen ich stundenlang verweilen, beobachten, staunen konnte. Dafür hatte ich plötzlich keine Zeit mehr. Die Welt um mich herum war laut und hektisch geworden. Ich sollte Frühstück servieren, mit den Gästen reden, immer und überall lächeln und freundlich sein, obwohl mir zum Weinen zumute war. Ich war total überfordert. Nirgends fand ich Zeit für mich; als Älteste, noch dazu als Mädchen mit vier jüngeren Brüdern, wurde ich überall gebraucht. Ich passte mich an. Irgendwann fühlte ich mich in dieser Rolle wohl auch groß und wichtig. Aus der Sehnsucht nach Beachtung, nach Anerkennung, nach Liebe heraus ging ich ständig über meine Grenzen und verlor mich selbst. Letztlich funktionierte ich einfach nur noch so, wie ich glaubte, dass es von mir erwartet wurde, abgeschnitten von meinen inneren Kraftquellen. Chaos statt Ordnung bestimmten mein Leben. Meine Sehnsucht und Neugier, meine Talente und Fähigkeiten, mein Lebenstraum? Alles nur noch in weiter Ferne. Auch der Rabe war mir verloren gegangen. Wo war er geblieben? Jahrelang habe ich auf diese Weise mein Wesen verleugnet, bis mein Körper krank wurde. Diese Krankheit machte die Suche nach mir selbst unausweichlich. Endlich hatte ich Zeit für mich und um mir ganz wesentliche Fragen zu stellen: Wer bin ich? Woher komme ich? Wohin gehe ich? Und vor allem: Was ist der Sinn meines Lebens? Es folgten Jahre der Zerrissenheit, der Suche, der Krisen. Bis ich das Pilgern für mich entdeckte und auf diesen langen Wegen, in diesen einsamen Zeiten wieder Ordnung in mein Leben kam. Es folgten Seminare, Kurse, Ausbildungen und schließlich, mit Mitte 40, das Studium. Jene tiefsten Krisen, die mich bis auf die Knochen gefordert haben, führten mich letztlich wieder zurück in meine Kraft. Sie führten mich hin zum Wesentlichen und zu meinem wahren SEIN. Jenes Sein, das ich so intensiv erlebt und gelebt hatte und das mir verloren gegangen war.

So konnte in mir ein tiefes Verständnis der Ganzheitlichkeit des menschlichen Wesens reifen. Wie ich oben bereits geschrieben habe: Gesundheit hat nicht nur mit dem Körper zu tun. Sie ist ganzheitlich und umfasst Körper, Geist und Seele in gleichem Maße. Insbesondere das Anerkennen der Tatsache, dass alles einer großen Harmonie unterworfen ist, in die auch der Mensch eingebunden ist, führte mich zu tiefer Demut. So ist echte, tief gelebte Spiritualität (welcher Religion auch immer – ich fand sie in der Mystik) eine der großen Säulen, ohne die allumfassende Gesundheit nicht erfahren werden kann. In der Verbindung mit der Natur, in der Meditation, in der Natürlichkeit eines einfachen Lebens habe ich meine Kraft wiedergefunden – und den Raben. Es braucht viel Selbstvertrauen und Mut, der eigenen Intuition zu folgen und der Einfachheit zu vertrauen. Der Rabe hat mir dieses Selbstvertrauen zurückgegeben. Mit ihm habe ich den Weg in die Einfachheit wiedergefunden. So befreite ich mich aus dem Leidensgefühl, ein Opfer der Lebensumstände zu sein, hin zu selbstbestimmtem Gestalten meines Lebens. Dies hat zurück zu den Wurzeln geführt, aus denen ich Gesundheit, Halt, Geborgenheit, Kraft, Mut, Lebensfreude und vor allem ein unendliches Gefühl der Freiheit und Leichtigkeit neu entdeckt habe.
So will ich heute Menschen ermutigen, hinter die Dinge zu blicken, kritisch zu sein und vor allem mutig den eigenen Weg zu gehen. Ich will Menschen ermutigen, ihr Leben zu vereinfachen, weg von der künstlichen Welt der Influencer, weg von künstlicher Nahrung und Pharmazeutika:

Mut, gegen den Strom zu schwimmen,
Mut zu eigenen Entscheidungen,
Mut, den eigenen Gefühlen zu vertrauen.
Vertrauen in die Einfachheit eines natürlichen Lebens,
Vertrauen in die eigene Intuition,
Vertrauen in das Wunder des eigenen Körpers,
Vertrauen, dass die Natur keine Fehler macht,
Vertrauen in die Harmonie eines selbstbestimmten Lebens,
Vertrauen in die Selbstheilungskräfte,
Vertrauen, dass in jeder Krise eine Chance steckt.

Vertrauen, dass Körper, Geist und Seele in der Natur alles Nötige finden und dass alles wirklich, wirklich Wichtige für den Menschen nichts kostet: die Luft zum Atmen, Quellwasser, Sonne und Schlaf, Heilkräuter, Bewegung ...

Ich schreibe nichts bahnbrechend Neues. Wir wissen all dies längst. Es geht jedoch nicht um das Wissen, es geht um das Tun. Denn im Chaos aller Informationen, die wir heute in Sekundenschnelle immer und überall verfügbar haben, verlieren wir uns. Weil es so einfach ist, trauen wir uns nicht, uns selbst zu vertrauen. Hier gilt es, sich zu schützen und sich selbst immer wieder zu prüfen. In diesem Chaos die eigene Ordnung zu vertreten und sich nicht aus der Bahn werfen zu lassen: Darin liegt das Geheimnis selbstbewusster Entscheidungen.

Der Mensch kommt aus einer rudimentären Einfachheit, in der alles eins war. Er hat sich in seiner Entwicklung dann immer mehr spezialisiert. Nun muss der nächste große Entwicklungsschritt der Menschheit unweigerlich wieder in eine neue Einheit gehen. In die Einfachheit.

Einfach tun. Schritt für Schritt. Simpel. Natürlich. Selbstbewusst. Auf der Reise zu mir selbst, hinein in ein selbstbestimmteres Leben im Einklang mit meinem inneren Wesen, habe ich zwei

Wege besonders zu schätzen gelernt: Fasten und Pilgern. Beide gehören in den meisten spirituellen Traditionen zur gängigen Praxis. In diesem Buch will ich aufzeigen, wie gelebte Einfachheit einen Prozess zu innerer Heilung anstoßen und dadurch zu ganzheitlicher Gesundheit und Lebensfreude führen kann. Gleichzeitig möchte ich ermutigen, wieder zurückzufinden zu einer natürlichen Lebensweise, der eigenen Intuition zu vertrauen und die Natur als Lehrmeisterin und Ratgeberin zu achten.

Das Geheimnis eines langen,
glücklichen Lebens:

Iss die Hälfte,
geh doppelt so viel zu Fuß,
lache dreimal so viel
und liebe grenzenlos!

Aus Tibet

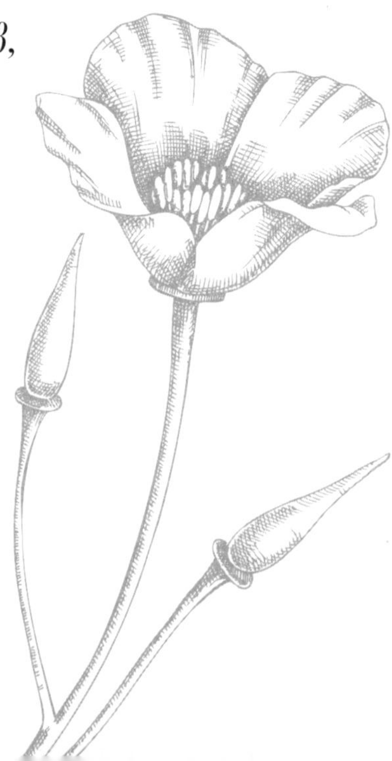

Schritt für Schritt in ein harmonisches Leben

Der Weg in die Einfachheit beginnt in meiner Arbeit mit Menschen meist mit einer Würdigung des Körpers, mit der Anerkennung seiner Weisheit und seiner Fähigkeiten, mit der Erinnerung daran, wie gut er einen die meiste Zeit durchs Leben getragen hat. Und: mit der Erkenntnis, wie gut ein jeder Körper zu dem jeweiligen Menschen passt.

Staunen: Wir können nie genug über das Wunder unseres Körpers staunen. Wenn wir uns mit den Zusammenhängen nur ein klein wenig auseinandersetzen, dann gesellen sich zum Staunen noch eine tiefe Demut und Dankbarkeit. Unser Körper arbeitet immer für uns, immer zu unserem Besten. Wenn er erkrankt oder Symptome auftreten, zeigt er uns dadurch, dass wir in irgendeiner Weise auf einen Irrweg geraten sind. „Sag du's ihm", meint die Seele zum Körper, „auf mich hört er nicht." Indem wir tief nach innen spüren, in die Stille gehen, Körper, Geist und Seele in Einklang bringen, fühlen wir ganz genau, wo Veränderung anstehen würde.

Natürlich ist das zunächst leichter gesagt als getan. Von Natur aus ist der Mensch ein bequemes Wesen und Veränderung empfindet er als mühsam; sie macht Angst, ist anstrengend. Viel einfacher ist es doch, eine Pille zu schlucken oder im alten Muster zu bleiben, als dem Schmerz auf den Grund zu gehen. Dabei wäre es in jedem Augenblick möglich, Veränderungsschritte zu setzen. Es ist nie zu spät – bis ins hohe Alter nicht. Und es lohnt sich! Es hält fit und beweglich, sich immer neue Ziele zu setzen und Neues zu probieren. Krankheit sowie vorzeitiges Altern sind häufig ein Zeichen für eine unnatürliche Lebensweise und dafür, dass wir unserer inneren Weisheit nicht folgen – dass wir aus der Balance geraten (sind).

Alles hängt mit allem zusammen: Das ist das Gesetz des Lebens.

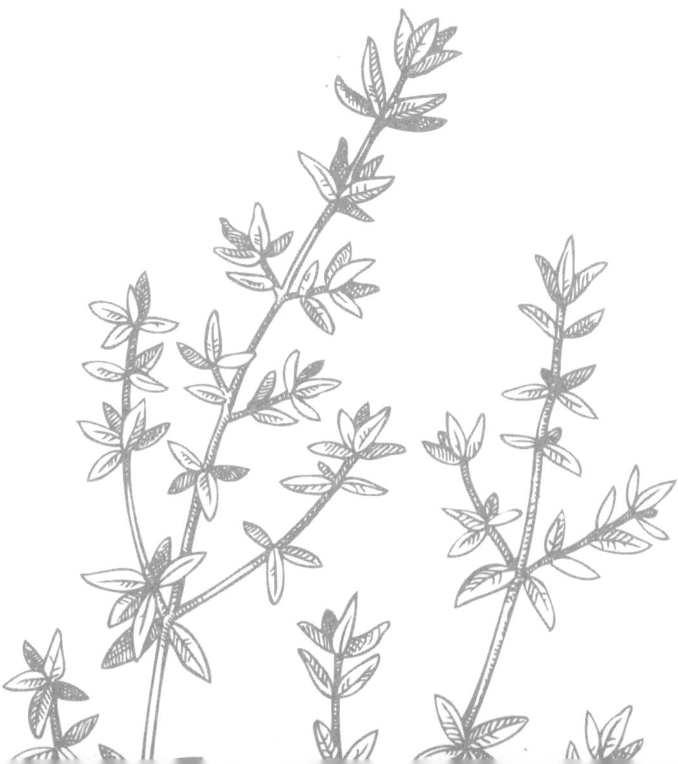

Gesundheit: ein komplexes Geschehen

In diesem Kapitel lege ich mein ganzheitliches Verständnis von Gesundheit dar. Ich verstehe es als Grundlage und Vorwissen für den Weg in eine gesundheitsförderliche Lebensweise und in verschiedene natürliche Heilungsansätze wie das Fasten.

Auf den ersten Blick ist der Begriff Gesundheit schnell erklärt: Wir sind gesund, wenn es nirgendwo zwickt und wir frei von körperlichen Krankheitssymptomen sind.
Wirklich? Ist es so einfach? Natürlich nicht. Unsere Gesundheit hängt von so vielen Faktoren ab, ist so verwoben, dass wir manchmal gar nicht erkennen, wie sie entsteht oder wodurch sie scheinbar verschwindet. Wenn du magst, komm mit auf die Reise in die verschiedenen Dimensionen unseres leiblich-seelischen Wohlgefühls und erweitere mit mir den Gesundheitsbegriff.
Wir können uns unsere Gesundheit als ein laufendes Geschehen vorstellen, als einen nie stillstehenden, lebenslangen Prozess, als ein ständiges Streben nach Lebendigkeit, Lebenskraft und Balance.
Stellen wir uns einmal vor, Gesundheit besteht – wie die Erde – aus einem Kern und verschiedenen Schichten und Ummantelungen.

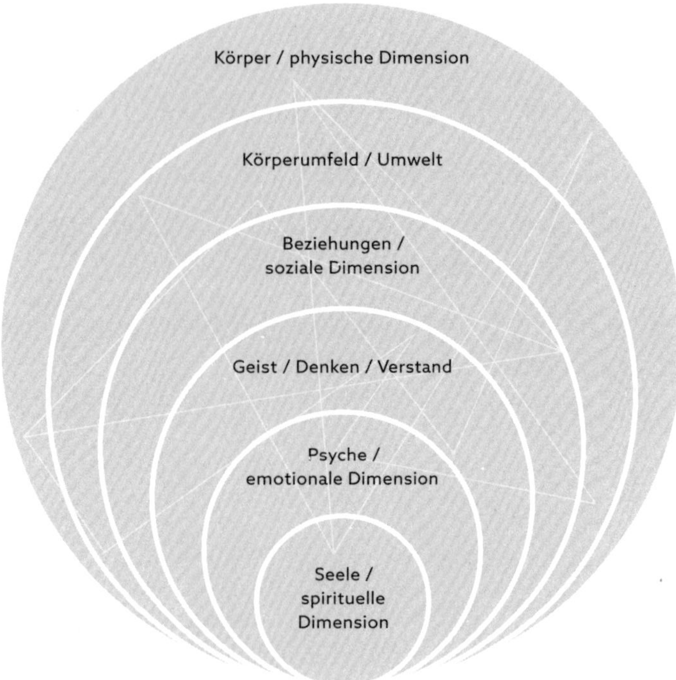

Stellen wir uns außerdem vor, dass diese Schichten nicht starr voneinander getrennt, sondern netzartig miteinander verwoben sind, sodass sie jederzeit aufeinander wirken. Jede Veränderung in einer Schicht ruft neue Impulse in den anderen Schichten hervor, wie in einem sich ständig bewegenden Mobile.

Jede Kugelschicht stellt eine Dimension von Gesundheit dar, wobei der innerste Kern am schwersten erreichbar ist. Dennoch steht er über die anderen Dimensionen in dauernder Verbindung und Kommunikation mit uns. Die Seele spricht sozusagen durch die anderen Schichten hindurch, bis wir die Botschaft als Gefühl, als Gedanke, als Beziehungsgeschehen wahrnehmen, z.B. als Konflikt, als Hindernis im Umfeld oder als Körperreaktion und manchmal auch als Krankheitsgefühl.

An einem einfachen Beispiel kannst du dies selbst nachvollziehen: Denke an etwas Angenehmes, z. B. einen schönen Sommerabend im Urlaub. Schließe die Augen und stell dir die Szene vor. Nimm wahr, welche Gefühle dieser Gedanke in dir hervorruft. Bleib eine Weile bei deinen Gefühlen und dann achte auf deine Körperreaktionen. Du wirst merken, dass sich dein Atem verändert hat; vielleicht ist auch der Herzschlag ruhiger geworden, oder die Haut fühlt sich anders an. Das alles hat allein ein Gedanke bewirkt.
Es funktioniert natürlich auch umgekehrt: Wenn du irgendwo im Körper Schmerzen verspürst, werden sich entsprechend deine Gedanken und Gefühle verändern und du wirst vielleicht anderen gegenüber unleidlicher oder willst in Ruhe gelassen werden. Viele Redensarten und Aussprüche weisen auf die Zusammenhänge zwischen Körpersymptomen und den unterschiedlichen Gesundheitsdimensionen hin. So kann dir „eine Laus über die Leber laufen" und beim Anblick eines anderen Menschen „das Herz aufgehen". Oder „geht dir jemand auf die Nerven"? Wen kannst du „gut riechen"? Wann bist du „verschnupft"? Wann „wirst du sauer"?
Wenn du in deinen Redewendungen kramst, fallen dir sicher noch viele Beispiele ein. Zeigen sich einmal körperliche Krankheitssymptome, kannst du dir auch die Frage stellen, ob dir dazu ein entsprechender Satz, ein Bild einfällt und ob auf psychischer, gedanklicher oder zwischenmenschlicher Ebene etwas in Schieflage geraten ist. So kannst du neben der Behandlung der körperlichen Symptome vielleicht zusätzlich andere Dimensionen mit heilen und dich selbst besser kennenlernen.
Der Arzt und Medizinforscher Dr. Wayne Jonas beschreibt in seinem Buch „Heilung geschieht von selbst", wie sehr die Einbindung in ein stabiles Beziehungsnetz körperlich schwer erkrankten Menschen helfen kann, gesund zu werden und sich schneller zu erholen. Das Gleiche gilt für die Erfahrung einer

sinnvollen Aufgabe, den Aufenthalt an einem als „heilsam" erfahrenen Ort und die Beschäftigung mit Träumen oder Meditation und Entspannung. Eine ganzheitliche Medizin, so Jonas, bezieht immer alle Aspekte des Gesundheitsgeschehens (oder Krankheitsgeschehens) in die Heilungsansätze ein.
Wissend um die vielen Aspekte von Gesundheit, können wir auch in all diesen Bereichen ansetzen, um unser Wohlgefühl zu erhöhen und unsere Lebenskraft zu stärken. Wir können zudem davon ausgehen, dass es immer Räume in uns gibt, die gesunde Momente zulassen, die Lebendigkeit und vielleicht Einsichten oder Weisheit bergen. Mit diesen in Verbindung zu kommen, kann sehr sinnerfüllend und heilsam wirken.
Wenden wir uns nun kurz den einzelnen Dimensionen zu.

Die intuitiv-spirituelle Dimension: das Selbst, die Seele

Beginnen wir mit dem inneren Kern, der Seele oder der spirituellen Essenz unseres Seins. Vielfach haben wir in unserem materiellen Denken, in der Beschäftigung mit den alltäglichen Herausforderungen der grobstofflichen Welt, dem ständigen Wollen und Tun-Müssen die Anbindung dazu verloren oder gekappt. Dennoch werden wir auch immer wieder daran erinnert: in Momenten des Staunens über das Leben in einer Blume etwa oder in kurzen Augenblicken innerer Ruhe, in einer Meditation vielleicht. Immer dann, wenn wir ganz bei uns sind, spüren wir die Rückbindung an unsere Essenz, an die Lebensquelle. Vielleicht kennst du Momente, wo du aus dem Denken herausfällst, wo es nichts zu tun und nichts zu wünschen gibt, nur DA zu SEIN. In diesen heilsamen Sekunden oder Minuten bist du deiner Seele ganz nah. Und vielleicht, wenn du dir die Zeit dazu nimmst und in die Stille hörst, vernimmst du deine Seelen-Botschaft als

Ahnung, als Gefühl, als spontanen Einfall, als tiefes Wissen, als Gewissheit oder Geborgenheit.
Wenn uns Oberflächendenken, Geschäftigkeit oder die Hektik des Alltags längere Zeit von diesem Urquell trennen, wenn wir unachtsam mit uns umgehen oder unsere wesentlichen Bedürfnisse, Lebensquellen und Lebensaufgaben vergessen, kann es sein, dass die Seele unruhig wird und sich auf einer anderen Ebene des Seins meldet. Da sind wir plötzlich traurig oder geraten in Streit mit jemandem, wir fühlen uns körperlich unwohl oder wähnen uns von Problemen umgeben. In welcher Form auch immer, die Seele findet eine Sprache, selbst wenn wir sie nicht immer verstehen. Alles, was uns scheinbar im Außen geschieht, können wir als Spiegel dessen deuten, was die Seele uns über sich und ihre Lebensaufgaben erzählt. Wenn wir die Hinweise aufmerksam deuten, kommen wir unserem Wesenskern am nächsten. Dann sind wir im Einklang mit dem Lebensfluss und erspüren intuitiv, was Heilung verspricht und welche Wege uns ans Ziel bringen.

Die psychische Dimension: Ich-Gefühl und Gefühls-Ich

Der Seele am nächsten steht unsere Psyche, unser Gefühlshaushalt. Dort entstehen die Beweggründe für unser Handeln, für unser Selbstverständnis und für unseren Selbstwert – kurz: alles, was im Laufe der Zeit aus uns geworden ist, unsere Erinnerungen und unsere Geschichte, alles Anerzogene und Angelernte, unser Ich-Bewusstsein.
Die Gefühlswelt kann eine große Bereicherung sein, wenn wir in Freude schwelgen oder uns geliebt und geborgen fühlen. Doch genauso kann sie auch sehr schmerzhaft und nahezu unerträglich werden: Wir leiden, wenn sich unsere Wünsche nicht erfüllen, unsere Bedürfnisse missachtet werden, wir an Grenzen stoßen,

nicht gesehen und erkannt werden und vor allem, wenn andere uns absichtlich Leid zufügen.
In der psychischen Welt begegnen wir unseren Ängsten und Aggressionen, unseren Verletzungen und Narben. Diese ruft unser Gedächtnis so lange wieder auf, bis wir sie überwunden oder, besser noch, als Erkenntnis und Entwicklungsschritte in unser Selbstverständnis integriert haben. In dieser Dimension stehen Identifikationen bereit, eine Vielzahl von Rollen, die wir nutzen können. Außerdem finden sich hier viele erworbene Schätze: ein Ressourcendepot aus Einsichten, Entdeckungen, Erlebnissen und entwickelten Fähigkeiten, die uns im besten Falle wachsen lassen. Wenn wir unsere Schätze aber nicht als solche erkennen, sondern sie für Hindernisse halten, gehen wir vielleicht auf Widerstand und verhindern dadurch unseren Lebensfluss. Auch das wirkt sich auf alle Dimensionen des Menschseins aus. An der Schnittstelle zur nächsten Dimension, dem Verstand, tummeln sich die Glaubenssätze: all das, was wir über uns, unser Sein in der Welt und das Leben zu wissen glauben.

Die kognitive Dimension: Geist, Denken, Verstand

Die Glaubenssätze, die wir meist aus der Kindheit mitbringen und die sich aber im Laufe des Lebens erhärten oder verändern können, bestehen aus den Zuschreibungen, die andere, besonders eng mit uns verbundene Menschen an uns herangetragen haben. Dazu kommen die Schlüsse, die wir aus diesen Aussagen oder aus unseren Erlebnissen gezogen haben. Ermutigende und aufbauende Glaubenssätze lassen uns kraftvoll und mit *Selbst*-Vertrauen zu Werke gehen und stärken allgemein unsere Gesundheit. Abwertende und schwächende Einstellungen verhindern unsere Selbstverwirklichung und lähmen unsere Schöpferkraft. Stell dir zwei Jugendliche vor, die vor dem

Start in die Berufswelt stehen; nennen wir sie Alex und Lukas. Die beiden haben in etwa die gleichen Abschlussnoten mit einem guten Durchschnitt. Alex denkt: „Ich kann ziemlich viel und was ich noch nicht kann, kann ich lernen!" Lukas denkt: „Ich bin ein Versager, alles, was ich anfange, misslingt. Andere sind immer besser als ich." Wenn du magst, stell dir das zukünftige Leben der beiden vor: Wie werden sie jeweils mit Herausforderungen, mit schwierigen, aber auch schönen Situationen umgehen?
Du merkst, wie sehr das eigene Denken in die Lebensgestaltung eingreifen kann. Das geht so weit, dass manche Gedanken sich materiell oder körperlich verwirklichen. Denk einfach in den nächsten 30 Sekunden daran, wie angenehm warm es an einem schönen Junitag im Garten sein kann ... oder wie kalt im sibirischen Winter.
Die Dimension des Denkens stellt eine große Anzahl von Identifikationen bereit, eine Vielzahl von Rollen, die wir nutzen, Ziele und Pläne, denen wir nacheifern können. Wir können uns maskieren, manipulieren, uns ereifern, argumentieren, herausreden. Wir können nach Wahrheiten forschen, Sachverhalte analysieren und die Dinge auseinandernehmen, sezieren. Wir können sie aber auch zusammenfügen, anders ordnen, die Natur künstlich nachahmen oder etwas gänzlich Neues erfinden.
Menschlicher Verstand hat die Menschenrechte geschaffen und sie gleichzeitig hintergangen. Menschenverstand hat fürchterliche Waffen erfunden und die Heilwirkung der Kräuter erforscht. Insofern ist die Dimension des Verstandes und der Vorstellungskraft Segen und Fluch zugleich. Es kommt immer darauf an, wie wir dieses Werkzeug nutzen und ob die kognitive Stärke isoliert benutzt wird, oder ob sie etwa eingebunden ist in Selbstgefühl, Mitmenschlichkeit und Herzenswärme.

„Die Gesundheit ist das Ergebnis einer Balance zwischen Körper und Geist."
Hippokrates

Die soziale Dimension: Beziehung, Bindung und Gemeinschaft

Von Beginn an wächst der Mensch in eine soziale Gemeinschaft hinein. Für jedes Neugeborene ist die Bindung an ein anderes menschliches Wesen (meist Mutter, Vater oder andere Familienangehörige) überlebenswichtig. Nur in dieser Bindung fühlt es sich geborgen, kann aufwachsen und sich entwickeln. Das Bedürfnis nach Bindung und Einbindung in ein soziales Netz bleibt ein Leben lang aufrecht. Aus diesem Grund wirken Freundschaften, Nähe-Erfahrungen und liebevolle Worte und Berührungen oft auch auf einer körperlichen Ebene heilsam. Andersherum erleben Menschen deshalb Ausgrenzung und Zurückweisung als genauso qualvoll wie körperlichen Schmerz. Was für die anderen Bereiche gilt, trifft auch auf Bindungserfahrungen zu. So heilsam und lebensförderlich Beziehungen sich gestalten können – so problematisch, ja sogar vergiftend können sie sich auswirken, wenn jemand benutzt, verraten, abhängig und kleingemacht wird, wenn Macht auf Ohnmacht trifft. Menschen, die schon als Kinder schwierige Erfahrungen mit Personen in ihrem nahen Umfeld machen oder mehrmals enttäuscht worden sind, fassen oft schwer Vertrauen und untergraben so manchmal die Heilkräfte, die ihnen Beziehungen und menschliche Gemeinschaft bieten können.

Wenn du magst, denk an eine heilsame Begegnung mit einem anderen Menschen und verweile einen Augenblick bei der Vorstellung. Nimm einfach wahr, was dabei geschieht.

Die Raum-Dimension: Umwelt und Körperumfeld

In dieser Dimension können wir von einer erweiterten Beziehungsebene sprechen, da wir nicht nur im Austausch zu anderen Menschen stehen, sondern immer auch zur uns umgebenden Welt, zum räumlichen Umfeld. Hast du dir schon einmal Gedanken darüber gemacht, an welchem Ort du dich besonders wohlfühlst? Gibt es einen Platz in deinem Leben, den du als sicheres Refugium bezeichnen kannst, einen Ort, an dem du aufblühst? Wie ist dieser Platz beschaffen? Welche Räume nimmst du als wohltuend und förderlich wahr? Manche Menschen empfinden Plätze in der Natur als heilsam, andere erleben Kirchen oder Kapellen, Kunstgalerien oder Konzerthallen als erbauend und wieder andere ziehen sich gerne in einen stillen, geheimen Raum zurück, sozusagen in die selbst geschaffene Höhle oder den liebevoll gestalteten Garten. Die uns umgebenden Räume haben jederzeit eine Wirkung auf uns. Denk an eine nackte Betonhalle, an einen Krankenhausflur mit dem entsprechenden Geruch, an ein Künstleratelier, an dein Wohnzimmer, an eine Holzbank am Seeufer.

> *„Die Prävention ist die beste Medizin.“*
>
> *Hippokrates*

Ob wir wollen oder nicht, immer sind wir im Austausch mit unserer Umgebung. Sie wirkt auf uns und wir wirken auf sie zurück, verändern sie, gestalten sie um, im Kleinen wie im Großen.

Es macht einen wesentlichen Unterschied, wie wir mit unserer Umwelt in Beziehung treten, ob wir die Welt und alles in ihr als Konsumgut und Besitz betrachten oder als eine Vielgestalt von aufeinander bezogenen Seinsformen, ob wir einen Geist in allen Dingen wahrnehmen oder bei allem gleich nach dem Verwendungszweck fragen. Das betrifft unser nahes Umfeld

genauso wie die Welt an sich, die gesamte Erde. Mit Letzterem meine ich wirklich alles auf und in ihr: alle Lebewesen, die Bodenschätze, die Landschaftsformen, die Siedlungen, die arbeitenden Menschen – alle Bilder, die vor deinem (inneren) Auge entstehen. Wie denkst du über deine Umgebung, wie nimmst du dein Zuhause wahr? Fühlst du dich dort wohl oder möchtest du etwas verändern? Sprechen deine Möbel zu dir? Wurden sie mit Liebe gemacht? Bekommst du genug Licht? Aus welchen Räumen kommen deine Lebensmittel? Inwieweit beeinflusst du die Arbeits- und Lebensbedingungen der Menschen in deinem Umfeld oder vielleicht in weit entfernten Ländern?
Nein, wir können nicht jederzeit alle Zusammenhänge im Blick behalten. Aber wir können uns zwischendurch immer wieder einmal kurz Zeit nehmen nachzuvollziehen, wie viel unser Umfeld zu unserem Lebensstil beiträgt ... und: wie wir auf unser Umfeld zurückwirken.
Auf jeden Fall können wir selbst dafür sorgen, uns unsere Räume so einzurichten, dass sie unser Wohlbefinden steigern. Wir können uns mindestens einen guten, heilsamen Ort suchen, an den wir immer zurückkehren können. Und wir können unsere persönliche Beziehung zum Umfeld achtsam gestalten und in einen Prozess eintreten, in dem sich Geben und Nehmen die Waage halten.

Die physische Dimension: Körper

Der Körper ist die unmittelbar sichtbare, grobstoffliche Gestalt unseres Seins. Er bildet das Kleid, die Wohnung für alle anderen Seins-Dimensionen, letztlich unser Seelenhaus. In ihm findet alles Ausdruck, was unsere Seele bewegt, zeigen sich die Qualität unserer Beziehungen und die Ausrichtung unseres Verstandes. In ihm wird unsere Haltung zum Leben, zur Welt und den Menschen sichtbar. Von Beginn an formt sich unser Körper nach unserem Wesen, schafft Möglichkeiten zur authentischen

Lebensgestaltung, eröffnet Potenziale und setzt uns gleichzeitig Grenzen. Er wächst mit uns, verändert sich mit uns und gibt jeder Regung Gestalt und Stimme.
An uns liegt es, das Haus zu bewohnen, zu pflegen, zu schützen, uns an ihm zu freuen, uns auf die Veränderungen einzulassen und sie mitzugestalten. So stehen wir in einem immerwährenden lebendigen Prozess des Werdens und Vergehens ... und mit jedem Atemzug verwandeln wir uns. Manchmal bleiben wir stecken, erstarren, halten den Wandel nicht aus oder halten ihn auf. Wenn dieser Zustand länger währt, zeigt unser Körper in Form von Schmerzen oder Unbehagen, dass etwas fehlt.
Manche Menschen halten ihren Körper für ein Werkzeug, eine Maschine, die zu funktionieren hat. Bei Schmerzen oder Krankheit muss ein Medikament für schnelle Abhilfe sorgen und alle anderen Unbehaglichkeitszeichen werden weggescheucht oder vergessen.
Andere identifizieren sich vollständig mit ihrem Äußeren. Der Körper ist das Ein und Alles. Er soll schön, jung, schlank und dynamisch bleiben, und zwar für immer. Er muss geschmückt und geschminkt werden, da darf kein Makel sein und Krankheit schon gar nicht, sonst kommt die Panik.
Aber das sind nur individuelle Sichtweisen. Wie hältst du es mit deinem Körper? Wie siehst du ihn? Welches Symbol fällt dir dazu ein? Was liebst und schätzt du an deinem Leib-Sein? Würdest du deinem Körper ein Loblied singen? Oder haderst du mit ihm? Weißt du, was ihm guttut, was er braucht und was ihn stört? Wie sorgst du für ihn?

Gesundheit – Krankheit – Heilung

Wenn ich Menschen bei der Gestaltung eines einfacheren Lebensstils begleite, begegnen mir immer wieder Fragen zu Krankheit und Heilung. Sich mit dem Wesen dieser beiden Komponenten auseinanderzusetzen, ist ein großer Schritt in eine ganzheitliche Betrachtung des Lebens. Viele Menschen suchen darin Genesung und Linderung von Leiden. Daher möchte ich diesen Themen das folgende Kapitel widmen und näher auf die Fragen nach Heilung und Heil-Sein eingehen.

Heilung als Gnade, Heil-Sein als Auftrag

Heilung ist nach wie vor ein Wunder. Sie kann auf vielfältige Weise unterstützt werden: Wir können Heilung mit offenem Herzen einladen, wir können alle Türen öffnen und alle begrenzenden Gedanken „wegatmen", „wegdenken",' „wegwünschen", „wegbitten" und „wegbeten". Doch Heilung von jetzt auf gleich herstellen? Das kann nach wie vor niemand. Es handelt sich letztlich um Kräfte, die im Menschen wirken, die jenseits aller Möglichkeiten des Erklärens sind: die Selbstheilungskräfte. Die Suche nach jenen Boykotteuren, die ihnen im Wege stehen, gestaltet

sich nicht einfach und es müssen alle Ebenen des menschlichen Seins miteinbezogen werden: Körper, Geist und Seele. Denn Krankheit findet zwar im Körper ihren Ausdruck, ist aber nicht nur etwas rein Körperliches.
Viele spirituelle Traditionen finden den Ursprung dieser Selbstheilungskraft, die dem Menschen innewohnt, in dem Glauben an eine Rückbindung an eine Lebensquelle. Sie kann verschiedene Namen tragen: Gott, Quelle, All-Eins, Schöpfer. Am ehesten findet die Quantenphysik eine Erklärung, indem sie im Menschsein ein Feld aller Möglichkeiten und Informationen erkennt. In diesem Feld – Dr. med. Klaus Dieter Platsch nennt es in seinem gleichnamigen Buch das „heilende Feld" – sind in jedem Augenblick unseres Lebens alle Möglichkeiten enthalten, die sich letztlich manifestieren können. Es sind unendlich viele mehr, als unser begrenzter Geist sich vorstellen kann. In diesem grenzenlosen Feld ist alles möglich. Es ist auch möglich, jene Ordnung herzustellen, die sich dann in der Materie manifestieren kann. So werden die Selbstheilungskräfte entfesselt und Heilung geschieht.
Je besser wir verstehen lernen, welche Konditionierungen, Glaubenssätze, Belastungen, Gene usw. eine Krankheit ausgelöst haben, desto leichter ist es, die Lebensenergie wieder zu aktivieren. Aus dieser Sichtweise lohnt es sich, Beschwerden im gesamten Lebenskontext verstehen zu wollen. Sehr oft ist es das unterdrückte, ungelebte Leben, das sich durch Krankheit Ausdruck verschafft. Verbissenheit, unterdrückte Wut, Stress und Ärger sind nur einige der Ursachen, die uns durch eine Krankheit Wege der Veränderung aufzeigen, um die Balance und Gesundheit wiederherzustellen. Dies führt uns auf die Spur eines ganzheitlichen Menschenbildes und einer ganzheitlichen Sichtweise, die uns in der Moderne verloren gegangen sind. Alles ist mit allem verbunden, die Trennung ist das Dilemma.
Heilung ist Gnade – und bleibt letzten Endes ein Geheimnis. Je mehr es dem Menschen gelingt, ganz offen zu sein für ein JA

zum Leben, wie es sich Augenblick für Augenblick zeigt, desto mehr Ordnung und Balance entstehen – die Voraussetzung für Gesundheit. Denn aus diesem Ja heraus öffnen sich Türen, entstehen Wege, die sonst gerne übersehen werden. Je mehr der Mensch seinen Geist auf Gesundheit und Wohlbefinden ausrichtet, desto leichter hat es der materielle und psychische Körper, gesund zu bleiben und desto leichter haben es die Selbstheilungskräfte. Es braucht die Bereitschaft, in die Stille zu gehen, um alle Zeichen und Signale wahr- und ernst nehmen zu können, die das Unterbewusste schickt. Das Tun steht nicht an erster Stelle, es ist mehr ein Zulassen von Unvorstellbarem, ein Sich-Abwenden von konditionierten Vorstellungen und Gedankenmustern. Die Kommunikation mit dieser grenzenlosen, nicht erklärbaren Kraft der Selbstheilung braucht Beständigkeit und tiefes Verlangen, ohne eine Vorstellung des WIE. Gedankenhygiene ist unabdingbar, denn wenn wir uns ständig mit quälenden Angstgedanken schwächen, dann werden diese irgendwann zur selbsterfüllenden Wahrheit.

Was uns Krankheit sagt

Wir dürfen nicht darauf verfallen, Schuld und Versagen zu suchen, wenn Krankheit sich zeigt. Es sind unser Bewerten und unser Urteilen, die den Krankheitszustand per se in die negative Schublade schieben. Für die Entwicklung unserer Seele aber kann Krankheit notwendig sein. Nicht selten hören wir von kranken Menschen, welche ungeahnten Räume, Einsichten, Erkenntnisse und Tore gerade die Krankheit geöffnet hat. Viele haben die Krankheit im Nachhinein als Geschenk bezeichnet, als Möglichkeit, sich mit den tiefen Fragen des Menschseins auseinanderzusetzen. Manche machen sich auf die Sinnsuche, öffnen sich den Fragen nach dem Woher und Wohin und kommen mit ihren ureigensten, tiefsten Sehnsüchten in Berührung: Wer bin ich, wenn

alle Masken fallen? Vieles wird irrelevant und bedeutungslos, was einst schlaflose Nächte und viel Kraft gekostet hat.
Dies hat nichts mit romantisierendem Positiv-Denken und dergleichen zu tun. Es geht hier um jenes ungekünstelte Echt-Sein, das oft wehtut. Denn nichts ist so echt, tief und heilsam wie die Erfahrung, welch wunderbares Geschenk jener Lebensfunke in uns ist.
Die Auseinandersetzung mit der Endlichkeit des eigenen Lebens, die Berührung mit dem Tod lässt erkennen, dass letztlich nur eines zählt: die Liebe. Nicht immer braucht es erst die Heilung des Körpers, um im Inneren ganz und heil zu werden bzw. zu sein. Ich habe sterbenskranke Menschen erleben dürfen, die durch die Krankheit zu ihrem Einssein gefunden haben. Die durch ein Leuchten, das durch die Augen aus ihrer Seele strahlte, zeigten, dass sie im Frieden mit sich waren.
Dieses Einssein mit allem zu spüren, weckt ein unvorstellbares Vertrauen und ermöglicht ein bedingungsloses Ja zum Leben, so wie es ist. Es nimmt allen Kampf, alle Anspannung, denn auch Krankheit gehört letztlich zu dieser Ganzheit dazu. All unsere Lebendigkeit, Einzigartigkeit und Schönheit werden in diesem Prozess sichtbar und erfahrbar. Im besten Fall erleben wir eine Aussöhnung bis hin zu unbeschreiblichem inneren Frieden.

„Die Weisheit des Lebens liegt in der Harmonie mit der Natur."
Hippokrates

Ein Beispiel dafür finden wir bei Steve Jobs, dem Begründer von Apple und Multimilliardär. Durch seine Krankheitserfahrung wurde er mit Mitte 50 zu den wahren Werten des Lebens hingeführt. In seiner berühmten Rede an der Stanford University im Jahr 2005 - sechs Jahre vor seinem Tod - hinterließ er eine berührende Botschaft:

Mir zu vergegenwärtigen, dass ich bald tot sein werde, ist das wichtigste Werkzeug, das mir je begegnete, um mir zu helfen, die größten Entscheidungen in meinem Leben zu treffen.
Weil fast alles – alle äußeren Erwartungen, aller Stolz, alle Angst vor Peinlichkeit oder Versagen im Angesicht des Todes abfallen und nur das übrig bleibt, was wirklich wichtig ist.
Sich zu vergegenwärtigen, dass du sterben wirst, ist die beste mir bekannte Methode, die Denkfalle zu vermeiden, dass du irgendetwas zu verlieren hast. Du bist schon nackt.
Es gibt keinen Grund, nicht deinem Herzen zu folgen.
Deine Zeit ist begrenzt, also verschwende sie nicht. Lass dich nicht von Dogmen in die Falle locken. Lass nicht zu, dass die Meinung anderer Leute deine innere Stimme erstickt.
Am wichtigsten ist es, dass du den Mut hast, deinem Herzen und deiner Intuition zu folgen. Alles andere ist nebensächlich.

Ahnung und Intuition

Seien wir ehrlich: Etwas in jedem Menschen ahnt zu jeder Zeit, was für ihn das Beste ist. Ich spreche hier bewusst von „ahnen", denn: Ahnen ist nicht wissen. Eine Ahnung geht in ihrer Qualität weit über das unumstößliche Wissen hinaus. Ahnungen werden uns über die Gefühle präsentiert, und dieser erste Impuls liegt stets richtig. Ob wir den Raum des Allwissens in uns nun Gott nennen, Quelle, All-Eins oder wie auch immer - jeder Mensch ist aufgrund seines Menschseins mit ihm verbunden. Immer, immer, immer.
In vielen Lebensphasen ist der Zugang verschüttet, oft übergehen wir die leise Stimme in uns. Aber jeder kann Botschaften ahnen, die über das Bauchgefühl aus unserem unendlichen, mit allem verbundenen Wissen kommen. Diese Stimme des Herzens

täuscht nie. Die Frage ist immer: Wie fühlt es sich an? Stimmig, gut – unstimmig, ungut? Im Fühlen berührt uns das Herz.
Wenn wir uns dem Ahnen hingeben, fühlt sich das Leben leicht und lebendig an, heiter und gelassen: Es fließt. Im Sich-nach-innen-Richten, im Sich-immer-wieder-Herausnehmen aus der Geschäftigkeit des Alltags und den äußeren Ablenkungen, im Gebet und in der Meditation, in diesem stillen Raum des Spürens, geschieht Ahnung. Und es ergeben sich jene Antworten, zu denen der Kopf allein nicht hinkommt, die außerhalb unseres Erfahrungsbereiches liegen. Hier wird die Unendlichkeit erfahrbar. Diese „Ich hab's"-Momente kommen aus dem oben beschriebenen Universalbereich.
Wir wissen von den berühmtesten Physikern, die in die Tiefe des Menschseins eingedrungen sind, dass das Geheimnis dieser alles antreibenden Kraft nicht entschlüsselt werden kann: eine innere, unfassbare Intelligenz. Manche Atheisten unter ihnen konnten in der Unergründbarkeit letztlich eine Existenz Gottes annehmen und zum Glauben finden. Ich möchte hier den Physiker und Nobelpreisträger Werner Heisenberg zitieren, der zur Erkenntnis kam: „Der erste Trunk aus dem Becher der Naturwissenschaften macht atheistisch, aber auf dem Grund des Bechers wartet Gott."
Wie kann ein Samen wissen, dass er ein Apfelbaum werden soll? Wie soll ein Frosch wissen, dass er zu quaken hat? Wie bereits gesagt: Jene Kraft, die Lebensenergie, Gedanken, Gefühle, Körper verbindet und antreibt, kann nicht erklärt werden. Auch sie kennt viele Namen, darunter Prana, Qi oder Ruach. Gemeint ist immer die Lebensenergie, die alles steuert, ausbalanciert, ineinanderfließen lässt. Es ist ein Geheimnis, es ist ein Wunder.
Wenn dieses Fließen irgendwo durch seelische oder körperliche Belastungen ins Stocken und die Harmonie außer Kontrolle gerät, dann spürt es der Mensch. Auch wenn man manchmal nicht so recht weiß, was los ist und nur ein diffuses Unwohlgefühl

wahrnimmt, eine melancholische Verstimmung, unbegründete Ängste, Schmerzen oder Anspannung. Dieser Zustand zieht Kreise und je länger er anhält, desto weiter dehnt sich die Missstimmung aus – bis schließlich Krankheit entsteht: psychisch und physisch. Dabei müssen wir vielleicht gar nicht krank werden, wenn wir aufmerksam auf unsere Stimmungen, unsere Gefühle und unsere Körperreaktionen achten und rechtzeitig vorbeugen, sobald wir merken, dass wir in ein Ungleichgewicht geraten.

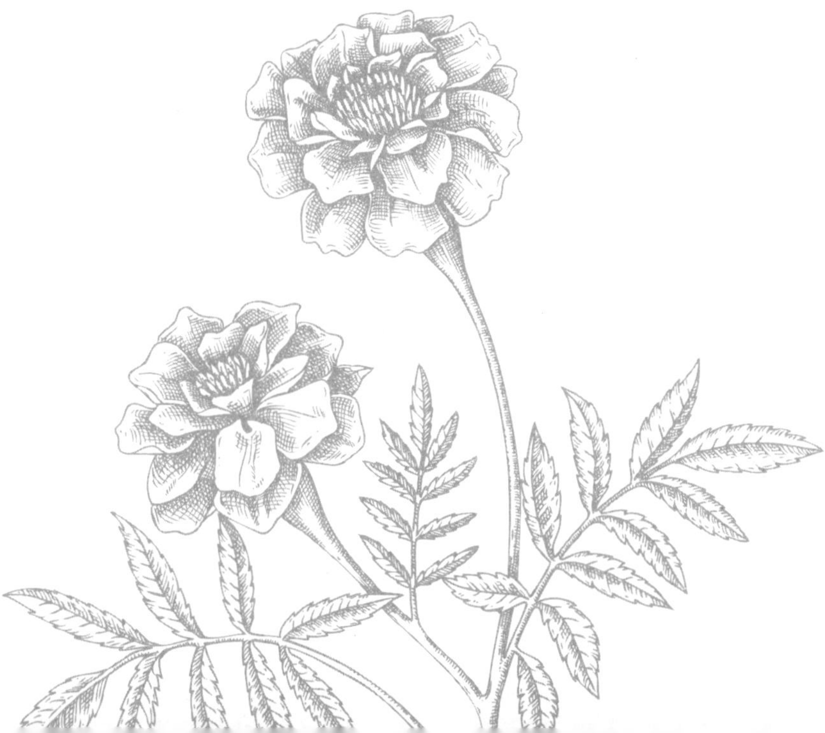

Kraftquellen für gute Gesundheit

„Was können wir tun", fragen sich viele Menschen, „damit wir unsere Gesundheit lange erhalten und gar nicht erst krank werden?" Die Einfachheit zu leben, scheint kompliziert zu sein. Dieses Kapitel befasst sich mit den Haltungen, Einstellungen und Hintergründen zu einer einfachen, gesunden Lebensführung.

Lebensfreude, Begeisterung und Zufriedenheit

Vorfreude ist die schönste Freude! Du hast es bestimmt selbst schon bemerkt: Immer, wenn du dich am Leben erfreust, fühlst du dich kraftvoller und ausgeglichener. Heute weiß man, dass Lebensfreude, aber auch Begeisterung messbare gesundheitsförderliche Prozesse in Gang setzen, die sogar bei Krankheit heilsam wirken können. Die entspannende und harmonisierende Qualität von Zufriedenheit lässt sich schon aus dem Wort ablesen. Zu-Frieden-heit: Darin steckt der innere Frieden, der ein Gefühl von Ruhe und Gelassenheit in sich birgt.

Wenn dir dein Leben, so wie du es gestaltest, keine Freude macht und du gefangen bist in einem Hamsterrad von Überforderung und Stress: Wofür lohnt es sich dann, gesund zu sein? Es ist höchste Zeit, die Verantwortung für dein Leben in die Hand zu nehmen und es zu durchforsten. Dazu braucht es viel Mut und es ist eine große Herausforderung, aber es lohnt sich: heraus aus der Opferrolle und aus der Komfortzone, hinein ins Gestalten. Beginne jedoch nicht damit, dein Leben komplett auf den Kopf stellen zu wollen, sondern fang mit kleinen Schritten an. Schritt für Schritt wirst du mutiger; Schritt für Schritt lässt sich erkennen, was an Veränderungen notwendig und möglich ist.

Der Sinn im eigenen Tun

„Besitzt ein Mensch im Leben weder Wert noch Sinn, so ist er krank": Mit diesem Satz sprach schon Sigmund Freud dem Lebenssinn einen außerordentlich wichtigen Rang zu. Erkennen wir den Sinn einer Aufgabe, den Sinn im Leben, dann sind wir damit im Einklang und erleben uns als wichtig und wertvoll. Dieses Erleben wiederum gibt uns ein Gefühl von Selbstsicherheit und verbindet uns mit der Welt und anderen Menschen. Sich mit den tieferen Fragen des Menschseins zu beschäftigen und sich auf die Suche danach zu machen, was dem eigenen Leben Sinn gibt, erfordert es, sich mit den eigenen Talenten, Fähigkeiten, der Begeisterung und Freude auseinanderzusetzen. Dazu möchte ich die Worte von Viktor E. Frankl zitieren, denn berührender kann diese Einfachheit nicht formuliert werden:

Sie nahmen mir meinen Namen, meine Freiheit, meine Familie –
doch eines verstanden sie nie: mich selbst.
Ich habe vier Konzentrationslager überlebt.
Man raubte mir alles – meine Bücher, meine Träume,
meine Identität.
Sogar meine schwangere Frau ... Alles war verloren.
Jeden Tag sah ich den Tod – manche warfen sich in den
elektrischen Zaun, andere gaben einfach auf.

Auch ich stand an diesem Abgrund.
Doch dann traf ich eine Entscheidung:
Wenn ich mein Schicksal nicht ändern kann, dann ändere ich meine Haltung dazu.
In einer eiskalten Nacht stellte ich mir vor, wie ich eines Tages in einer Universität vor jungen Menschen stehe – und ihnen erzähle, was ich durchlebt habe.
Diese Vision wurde zu meinem inneren Anker.
Der Gedanke, dass selbst Schmerz einen Sinn haben kann, hat mich am Leben gehalten.
Es ging nicht nur ums Überleben – sondern darum, einen Grund zum Leben zu finden.
Als ich befreit wurde, war niemand mehr da.
Meine gesamte Familie – ausgelöscht.
Ich hätte aufgeben können. Doch stattdessen begann ich zu schreiben.
So entstand ‚... trotzdem Ja zum Leben sagen'.
Nicht für Ruhm. Nicht aus Mitleid.
Sondern damit die Welt versteht:
Wenn du ein ‚Warum' hast, wirst du auch ein ‚Wie' finden.
Es gibt Dinge im Leben, die wir nicht kontrollieren können.
Doch wir können immer entscheiden, wie wir darauf reagieren.
Und manchmal ... ist genau diese Reaktion das, was uns rettet.
Denn selbst in der Hölle gilt:
Wer einen Sinn hat, hat noch Hoffnung.

Ein soziales Netzwerk

Geteilte Freude ist doppelte Freude, und wir alle kennen das Bedürfnis, uns mitzuteilen. Im Gegenüber erkennen wir uns selbst. Stabile soziale Netzwerke tragen wesentlich zur Lebensfreude und zu einem gelingenden Leben bei. Denk einfach an deinen liebsten Menschen und du wirst sehr schnell verstehen, warum Bindungen so eine große Rolle spielen.

Wenn wir von Bindung sprechen, meinen wir meist die Bindung an andere Menschen, unsere Beziehung und das Eingebundensein in ein soziales Netzwerk. In guten Beziehungen suchen wir Geborgenheit und Liebe, wollen uns berühren lassen durch körperliche Gesten und Worte. Andererseits möchten wir selbst lieben, berühren und für andere da sein. Die Hopi sprechen in ihren Ritualen von heiliger Gegenseitigkeit. Sie meinen damit eine ausgewogene Balance zwischen Geben und Nehmen, die in allen Beziehungen wirken soll und dadurch die Lebenskräfte steigert und austariert. Dabei geht es nicht nur um die Beziehung zu anderen Menschen, sondern auch um den Bezug zu allen anderen Wesen, zum Göttlichen und zur Natur als Ganzes.

Nicht von ungefähr ist Einsamkeit eine tiefe Wurzel, aus der Krankheit entstehen kann. Mit Einsamkeit meine ich hier nicht das Alleinsein und Verweilen in der Stille als bewusste Entscheidung, sich aus dem Trubel herauszunehmen. Ich meine jene Einsamkeit, in der sich Menschen ohne Verbindung zu anderen Menschen fühlen, zu sich selbst, zum Universellen, zur Natur. So existiert der Mensch zwar, lebt aber nicht. Wo bleiben da Lebendigkeit und Lebensfreude? Wo bleibt die Lust zu leben, zu genießen?

Dazuzugehören und in einen Familienverband eingebunden zu sein, die eigenen Wurzeln zu kennen, macht stark und gibt Sicherheit. Das Gefühl, ein paar wirklich gute Freunde zu haben, trägt wesentlich dazu bei, sich geborgen, verstanden und geliebt zu fühlen. Denk an die Freunde, mit denen du in vollstem Vertrauen alles teilen und sprichwörtlich Pferde stehlen kannst. Hier gilt zugleich: Freundschaften wollen gepflegt werden. Sie fallen weder vom Himmel noch bekommst du sie geschenkt. In dieser Haltung füreinander da zu sein, ist ein Prozess.

Erholsamer Schlaf

Schlaf gehört zum natürlichen Biorhythmus aller Lebewesen und dient der Regeneration des Körpers. Wer gut schläft, stärkt Immunsystem, Herz und Kreislauf. Durch die Entspannungsphasen im Schlaf setzt ein Erholungsprozess ein. Die Zellen erneuern sich, Abfallprodukte im Körper werden abtransportiert; Kinder wachsen im Schlaf. Außerdem verarbeiten wir in den Traumphasen die Ereignisse des Tages, ordnen unsere Eindrücke und speichern Erfahrungen in den tieferen Schichten des Bewusstseins. Insofern stimmt es auch, dass wir im Schlaf lernen. Jede Nacht tauchen wir im Tiefschlaf in einen Raum vollkommener Stille ein. Jede Nacht erfahren wir unbewusst die Verbindung und das Einssein mit allem. Nicht umsonst ist Schlafentzug eine Foltermethode; langer Schlafentzug führt gar zum Tod. Wenn der Tiefschlaf fehlt, wird die Seele von ihrer Kraftquelle, ihrer Lebenskraft abgeschnitten. Jede Nacht *wird* die Seele zu dieser unendlichen Quelle; jeder Tiefschlaf ist somit notwendige Nahrung für die Seele.

Entspannung und Genuss als Lebenshaltung

Kennst du das Gefühl, fremdbestimmt zu sein? Ständig unter Druck, überfordert, angespannt? Wie ein Gummiband, an dem immer nur gezogen wird, nie aber nachgelassen? Irgendwann reißt das Band. Burnout nennt man dies beim Menschen (mehr dazu ab S. 56). Wenn wir von Gesundheit reden, sollten wir die

Balance zwischen Spannung und Entspannung nicht außer Acht lassen. Dieser Wechsel bestimmt unseren natürlichen Lebensrhythmus: Der Herzmuskel zieht sich zusammen und entspannt sich, wir sind wach und schlafen, wir strengen uns an und werden müde, in der Bewegung spannen wir Muskeln an und lassen andere locker.

Das, was der Körper für sich fordert, wenn er müde ist – nämlich ruhen, schlafen zu können –, dürfen wir im hektischen Alltag allerdings auch für Geist und Seele nicht vergessen: uns Zeit zu nehmen für ruhige Momente. Ausatmen, entspannen oder uns einem Genuss hingeben. Wenn wir die *Ent*spannung vernachlässigen, rächt sich das oft in der Form, dass wir uns schneller aufregen, in Stress geraten und sauer werden. Und wie ist das bei dir? Wann war dein letzter Genussmoment?

Die Fenster putzen, mit Freunden zusammensitzen, kochen, arbeiten: Alles, einfach alles kann mit einem inneren Lächeln und in der Haltung des Genießens gemacht werden. Dies bedeutet ein tiefes Eintauchen in das *Jetzt,* mit allen Sinnen und Gedanken. Man ist mit dem ganzen Sein bei dieser einen Sache. So, wie Kinder es im Spiel ganz selbstverständlich tun.

Natur und Bewegung

Nichts ist kraftvoller und entspannender als ein Spaziergang durch unberührte Natur. Sie ist die größte Heil- und Kraftquelle; sie begegnet uns völlig bedingungslos. Bewegung in freier Natur weckt die Lebensgeister und animiert zu einer tiefen, heilsamen Atmung. Ein echtes Sicheinlassen auf die Natur, auf Sonne, Wind und Wasser, auf die vielgestaltigen Landschaften, auf die Wetterkapriolen, schlicht auf die natürlichen Elemente: Das bedeutet Rückbindung an eine Ganzheit. Damit erkennen wir an, dass wir Teil dieses Ganzen sind und doch darüber hinausweisen, wie jedes andere Lebewesen auch. Echtes Einlassen führt dazu, dass wir über die Schönheit der kleinsten Dinge und über die Größe der Zusammenhänge im Universum staunen können. Wer sich öfter der Natur hingibt, kann nicht umhin, demütig und dankbar zu sein über dieses Geschenk, daran bewusst teilhaben zu dürfen. Ja, mehr noch: ganz Teil zu sein von diesem Wunder.

Dabei ist vor allem die Bewegung in freier Natur ein echtes Lebenselixier. Ein Spaziergang im Wald wirkt auf Körper und Seele – nicht nur durch die körperliche Betätigung an sich, sondern auch über die besondere Zusammensetzung der Luft, über die Düfte und die Farben der Bäume und Sträucher.

Genauso wie die Nahrungsaufnahme brauchen wir Bewegung, um unseren Körper gesund und kräftig zu halten. Körperliche Aktivität wirkt positiv auf das Herz-Kreislauf-System, stärkt die Muskeln und das Skelett, bringt die Verdauung in Gang und hält unseren Geist beweglich. Mit ausreichend Bewegung beugen wir Zivilisationskrankheiten wie Diabetes, Herz-Kreislauf-Erkrankungen vor und schützen uns vor Fettleibigkeit und Bluthochdruck.

Dabei macht uns jedoch der innere Schweinehund so manch guten Vorsatz, uns mehr zu bewegen, oft zunichte und lässt uns zur *Couchpotato* und zum Stubenhocker werden. Damit das erst gar nicht passiert, ist es am besten, Bewegung so viel wie möglich in den Alltag einzubauen: Stufen steigen anstatt Aufzug fahren, Besorgungen so weit als möglich zu Fuß oder mit dem Fahrrad erledigen – jeder Schritt ist ein Schritt mehr, hin zu mehr Beweglichkeit, mehr Ausdauer, mehr Lebensqualität. Und du wirst sehen: Ausgiebige Spaziergänge und Wanderungen können nach einer Zeit der Überwindung dann doch zu einer kleinen positiven Sucht werden. So spürst du bald schon das Bedürfnis nach Bewegung und dass ohne sie etwas im Wohlbefinden fehlt.

Sehnsucht und Liebe

In jedem Menschen wohnt ein Geheimnis. Gibt es da nicht ein Leben, nach dem du dich immer schon gesehnt hast? Deine Sehnsucht bringt dich damit in Berührung – mit dem Herzen kannst du den Sinn deines Daseins erfühlen. Spür diesen Gefühlen nach, lass dich von ihnen leiten und führen. Entscheidungen, die aus diesem unendlichen Universalwissen, der göttlichen Liebe kommen, bringen dein Leben ins Fließen und lassen es gelingen. Die Seele weiß nichts von Terminkalendern, Sorgen und To-do-Listen. Die Seele sehnt sich nach Leidenschaft, nach Freiheit, nach wirklichem Leben, das deiner Echtheit entspringt. Sie kennt dein wahres Wesen und verlangt von dir, authentisch zu sein. Die Sehnsucht des Herzens zeigt dir den Weg zu deiner Leidenschaft und deinem einzigartigen, einmaligen Lebensweg. Geh ihn ohne Furcht und bedenke: Es lohnt sich!

Hand in Hand mit Sehnsucht geht oft die Liebe. Sie zu definieren und in Worte zu fassen, ist nicht einfach. Es geht hier um jene allumfassende Kraft, in der es keine Trennung gibt, die alle engen Grenzen überschreitet, die alles möglich macht. Liebe überwindet alles. Sie ist die Basis für alle Heilserfahrungen. Im Sichfallenlassen in diese grenzenlose Liebe, die uns ausmacht, wie wir sind, fallen zugleich auch alle beengenden, begrenzenden Erfahrungen. Es bleibt nichts übrig als dieses unbeschreibliche Gefühl, getragen, geborgen, geliebt, gewollt zu sein. Liebe ist warm, hell. Alle Zweifel, alles Urteilen, Ringen und Hadern gehen in einen stillen inneren Frieden über. Dessen Ja zum Leben, wie es ist, ist die stärkste Heilkraft.

Das innere Lächeln ...

Vielleicht kannst du es spüren: Immer, wenn dich unerwartet eine große Freude überkommt, vibriert, strahlt, lächelt alles in

dir. Alle Teile des Körpers, Organe und Nervensystem freuen sich mit. Dies erzeugt eine dermaßen hochwertige Energie, die alles Dunkle und Schwere in dir plötzlich funkeln lässt. Dieses innere Lächeln kannst du mit ein wenig Übung und Präsenz zu deiner Lebensgrundhaltung machen. Du kennst doch Menschen, die durch ihre innere Ausstrahlung einen Raum erhellen, wenn sie ihn betreten? Ein solches Lächeln, das von innen herauskommt, hat heilende Wirkung. Es lenkt Wärme, Helligkeit und Heilkraft in den Körper hinein und stärkt damit Gesundheit und Lebensfreude. Es ist die Liebe, deren unabdingbare Kraft den Stau negativer Gefühle ins Fließen bringt. Liebe heilt, erneuert, verjüngt – schau doch mal frisch Verliebten ins Gesicht! Lass dich von einem Baby anlächeln!
Es ist mittlerweile anerkannt – und dieses Wissen kommt auch aus östlichen Weisheitslehren –, dass schöpferisches Licht, Liebe und Lebenskraftenergie, im Tao *Chi* genannt, gespeist und gefüttert werden muss. Inneres Lächeln und damit die Entspannung und positive Energie, die wir ausstrahlen, ist Kraftfutter für die Gesundheit. Inneres Lächeln macht weich, fließend, sanft; es entspannt. Stress, Ärger, Verbissenheit und all die negativen Gefühle hingegen bewirken das Gegenteil, sie stören den Lebensfluss und öffnen damit Tür und Tor für Krankheiten. Und jede Zelle, jedes Organ ist ein fühlendes „Wesen" und reagiert. Also: Sorge weiterhin mit guter Hygiene und schöner Kleidung für dein Äußeres gut für dich selbst – noch mehr aber achte auf deine innere Haltung.
Inneres Lächeln beginnt in den Augen, die wahrnehmen. Sie sind mit dem Nervensystem verbunden, die sehr schnell Reaktionen des gesamten Körpers auslösen: Kampf oder Flucht, wenn Gefahr droht, Entspannung, wenn diese vorbei ist. So können wir verstehen, dass die Augen mit allen Körperorganen verbunden sind. Die Augen zu entspannen bedeutet, den ganzen Körper samt seinem Innenleben zu entspannen. Durch die Augen bekommt

jede Zelle Sonnenlicht. 63 Billionen Körperzellen erzeugen Energie für unsere Lebenskraft. Alle zusammen ergeben die Gesamtsumme der menschlichen Ausstrahlung. So können wir in jeder Lebensphase spüren, ob unser Energielevel hoch ist oder niedrig. Je mehr Energie unsere Körperzellen produzieren, desto kraftvoller können wir Entscheidungen treffen und handeln.
So können wir durchaus unserem erkrankten Organismus und einzelnen erkrankten Organen jederzeit inneres Lächeln schenken, sie damit kräftigen, berühren und Heilung anstoßen. Es lohnt sich!

... und das äußere Lachen

Über sich selbst lachen können, ist die beste Entspannungsmethode! Vieles gelassener und erst mal mit einem Lächeln zu nehmen, macht das Leben lebendig und spannend. Alles hat zwei Seiten und so können wir uns angewöhnen, erst einmal zu schauen, welches die humorvolle zweite Seite ist, die in jeder Situation, in jeder Aussage steckt. Die Welt fühlt sich viel heller, wärmer, sonniger an, wenn du nicht alles so streng und verbissen siehst. Wie viele Menschen gibt es bei der Arbeit und im Alltag, die meinen, ohne sie geht es nicht? Und doch: Immer gibt es neue Wege. Jeder Friedhof ist voll von Menschen, die gemeint haben, ohne sie dreht sich die Welt nicht weiter. Immer noch hat sie sich weitergedreht – anders, aber nicht weniger kraftvoll. Deshalb: Nehmen wir uns selbst nicht zu wichtig!

Sich Sorgen machen ... oder über die Sorgen lachen?

Dir Sorgen zu machen, nimmt dir die Probleme von morgen nicht ab, es nimmt dir den Frieden von heute: So lautet ein oft zitiertes anonymes Sprichwort. Dennoch gehört es zu den

Lieblingsbeschäftigungen vieler Menschen, sich Sorgen zu machen. Manche scheinen es doch tatsächlich zu genießen, sich bei strahlendem Himmel, herrlichen Frühlingsfarben und Blütenduft in den dunkelsten Farben auszumalen, wie Wolken auftauchen, sich verdichten und eine Gewitterkatastrophe auslösen werden. Sie spüren geradezu die Katastrophe und versäumen dabei die wärmenden Strahlen der Sonne, den lauen Windhauch, den Duft des Waldbodens und das Zwitschern im Baumgeäst. Hunderttausende Möglichkeiten hat der Verstand, sich auszumalen, was alles passieren könnte.

Bist du dir bewusst, wie viel unbegründete Schwere du in dir sammelst und auch nach außen verbreitest? Bist du dir bewusst, wie viel Unbeschwertheit dir selbst und den Lieben, die du mit deinen ängstlichen Sorgen und gut gemeinten Ratschlägen erdrückst, genommen wird? Kannst du dir vorstellen, dass dies nicht einer vertrauensvollen Liebe entspringt, sondern dass hinter den Sorgen Kontrolle, Misstrauen, Eifersucht oder Egoismus stecken könnten?

Ein weiterer Aspekt der Sorge ist die *Für*-Sorge. Für sich selbst gut zu sorgen, ist die Basis eines guten Lebens und auch der Fähigkeit, gut für andere sorgen zu können. Einfach da sein, wenn Mitmenschen Hilfe brauchen: liebevoll und mitfühlend zuhören, trösten, verständnisvoll sein, in den Arm nehmen, niemals aber urteilen und wertend Ratschläge erteilen. Denn jeder Mensch hat das Recht, seine eigenen Fehler zu machen. Vertrauensvoll und fürsorglich zu lieben heißt, dann zu unterstützen, zu ermutigen und zu beraten, wenn du danach gefragt wirst. Ansonsten sind Ratschläge oftmals mehr Schläge als Rat.

Der Umgang mit Ärger – und der heilige Zorn

Mensch ärgere dich – nicht! Wir alle kennen das beliebte Spiel, und es hat uns gelehrt, dass der Ärger nichts an der Situation geändert hat. Nörgeln, jammern, schimpfen, sich aufregen: Wie oft vermiesen wir uns selbst schöne Augenblicke durch solche Gefühle. Oft über Tage, Wochen, Monate liegen sie uns unterschwellig im Nacken. Manchmal entsteht daraus Groll, Wut, Zorn oder gar Hass. Wie passiert das?
Ärger entsteht, wenn wir uns machtlos und ausgeliefert fühlen, unverstanden, ungerecht behandelt, erniedrigt, in Frage gestellt, ausgenutzt, wenn Erwartungen nicht erfüllt werden. *Ich* ärgere *mich*. Ja, ich ärgere immer nur mich selbst. Der, dem der Ärger gilt, bemerkt gar nichts davon. Das heißt im Umkehrschluss: Sich zu ärgern, ist bequem. Wir lenken damit von uns selbst ab und drücken uns um die Lösung. So ziehen viele Menschen ihren Ärger über lange Zeit hin, anstatt ihr Leben resolut in die Hand zu nehmen und Dinge anzusprechen. Ja, das ist der mühsamere Weg. Weil er zum Handeln fordert. Aus der Ohn(e)-Macht in die Macht zu gehen, fordert Auseinandersetzung, die meist nicht angenehm ist.
Der erste Schritt hin zu einem befreiten, glücklichen Lebensgefühl ist also, dass wir den Ärger bewusst als solchen wahrnehmen und fühlen. Spüre, wie dein Ärger entsteht, wie er sich ausbreitet, wie er dir den Atem nimmt, deinen Magen zusammenzieht, den Puls beschleunigt. Positiv denken hilft nicht, denn es reicht nicht bis hinab zur Wurzel. Sag einfach einmal Ja zu deinen Gefühlen, dies leitet bereits eine transformierende Wirkung ein. Frag dich, ob der Ärger gerechtfertigt ist und was du ändern und ansprechen möchtest. Vielleicht kannst du an dem Punkt dann schon darüber lachen, weil der Ärger über Kleinigkeiten, die sich nicht ändern lassen, es gar nicht

wert ist. Wenn aber dein Ärger gerechtfertigt ist, dann setze dich mit möglichen Lösungsschritten auseinander. Zorn, Wut, Brüllen und Türenknallen können ein erster Schritt sein – aber nie eine Lösung. Um es noch einmal zu wiederholen: Mensch ärgere dich ... nicht. Nimm stattdessen dein Leben in die Hand!

„Achtet darauf, damit ihr nicht den Leib mit Arzneien behandelt, denn das ist vergeblich. Behandelt aber den Geist, dann wird der Leib gesund. Denn der Geist ist krank und nicht der Leib."

Paracelsus

Zugegeben: Es mag nach dem vorherigen Absatz widersprüchlich erscheinen. Aber doch kann der Zorn eine durchaus positive Seite haben. Denn lieb, brav und nett zu sein, ist oftmals zu wenig. Wenn Missstände erkannt werden, gibt eine starke, gerecht empfundene Wut die nötige Kraft, Ungerechtigkeiten zu bekämpfen. Bereits Jesus vertreibt zornig die Händler aus dem Tempel – ja, eben nicht sachte, sondern zornig, wie wir es ihm gar nicht zutrauen würden. In der Bibel lesen wir vom heiligen Zorn als Reaktion Gottes über Menschen, die in Sünde gegen die Gebote verstoßen. Gottes gerechtfertigter Zorn richtet sich dabei nicht *gegen* die Menschen, sondern entsteht aus einem Gefühl der Liebe und des Wohlwollens *für* die Menschen.

Glaube und Spiritualität

Von Glauben zu sprechen, scheint verwegen zu sein in einem Zeitalter, in dem uns rund um die Uhr alle Informationen auf Knopfdruck zur Verfügung stehen, in dem Wissenschaft allem auf den Grund geht, immer alles bewiesen werden will und künstliche Intelligenz das ihre tut.

Und doch: Früher oder später wird ein jeder von uns als hilfloser, verletzlicher Mensch mit seinem Alleinsein konfrontiert, seinen Wunden, der Schwäche und Verzweiflung. Bei Schicksalsschlägen oder Krankheit, bei einem Verlust oder Unfall, spätestens aber im Angesicht des eigenen Sterbens werden wir auf uns selbst zurückgeworfen. Was gibt dann noch Halt, Hoffnung, Zuversicht? Die materiellen und äußeren Werte eines oberflächlich gelebten Lebens tragen in diesen Situationen nicht mehr. Hoffnungslosigkeit, Angst und Verzweiflung müssen ausgehalten werden. Dann ist es ein Geschenk, die Gnade zu haben, Rückbindung an etwas Größeres zu spüren. Zu spüren, dass man in ein Einssein eingebunden ist, sich fallen lassen darf in etwas, das reine Liebe ist. Es ist ein Geschenk, sich gerade in ausweglosen Situationen geliebt und getragen zu fühlen, im Gebet und in der Meditation ein tiefes Vertrauen zu spüren.

Die geheimnisvolle Kraft des Segnens

Ich kann mich gut erinnern. Es waren kurze Momente, in denen die Mutter ihre Hektik unterbrach, alles stehen und liegen ließ und ihre Hand ins Weihwasser tauchte, um uns Kindern ein Kreuzzeichen auf unsere Stirn zu setzen, bevor wir das Haus verließen. Nicht nebenbei oder unachtsam – nein, spürbar war in diesem Moment ihre ganze Präsenz, ihr Wohlwollen, die Fürsorge, die Liebe, mit der sie uns auf den Weg entließ.

Aus ehrlichstem und tiefstem Herzen zu segnen, entfaltet und bewegt die stärkste Kraft des Universums: die Liebe. Segnen ist fühlbar gemachte Liebe, gesegnet werden ein Geschenk. Das Segnen bringt uns in tiefen Einklang mit allem, was ist. Es bringt uns in Frieden. Segnen ordnet und klärt. Natürlich und doch geheimnisvoll, vergessen und doch präsent.

Das Segnen wirkt segensreich auf den Segnenden zurück. Das eigene Leben auf der Grundlage des Segnens auszurichten, lässt tiefe Dankbarkeit spüren. Im Segnen vertrauen wir einer Kraft, die in uns wirkt und in die wir uns fallen lassen dürfen. So ist das Segnen ein Schlüssel zu bewusstem Lebensvollzug. Denn Segnen verzaubert, verwandelt, heilt, entfesselt ... Spüre, was der Gedanke mit dir macht, in einem gesegneten Körper zu wohnen, gesegnet zu sein ohne Vorbehalt.

Nie kommt es auf die Form an. Segnen kann ein Gedanke sein, ein Gefühl, ein Wort, ein Brief, ein Lied, ein Schrei ... Jede Situation, jeden Menschen, die Natur, den Feind, die Nahrung, die Angst, die Wut – alles kannst du segnen. Und sollte es nicht gelingen, Situationen oder Menschen ehrlichen Herzens zu segnen, da der Schmerz zu tief sitzt, dann bitte deine Seele, für dich zu segnen. Ein Segen wirkt bereits in dem Moment, in dem er gedacht oder ausgesprochen ist. Im Segnen erfahren wir, dass im Auf und Ab des Lebens alles zu unserem Besten geschieht. Es gibt Dinge, die nicht geklärt und gelöst werden können. Segne! Und lass es ruhen – auch das gehört zum Leben! Dies gibt Frieden.

Segne deine Zukunft – damit legst du alles, wie es kommt, in die Liebe. Was kann kraftvoller sein?

Verzeihen und Versöhnung

Segnen und Verzeihen sind ineinander verwoben.

Heute schauen wir in den Rucksack der Schwere, den wir mit uns herumtragen: Er ist gefüllt mit Vergangenheit, alten Verflechtungen, schon längst vergangenen Verletzungen, Wunden, Überzeugungen. Der immaterielle Rucksack der Familien-, Lebens- und Leidensgeschichte ist oftmals viel schwerer als der äußere, materielle Pilgerrucksack. Das stelle ich immer wieder fest, wenn ich Menschen auf Pilgerwegen und in Fastengruppen begleite – eine Gelegenheit, bei der viel Zeit für Innenschau und Gespräche ist. Diese Erfahrung und auch meine eigenen Erlebnisse zeigen mir, dass es ein erster Schritt in die Versöhnung ist, diesen immateriellen Rucksack zu öffnen und hineinzuschauen: Was darin frisst denn so viel Kraft und Lebensenergie?

In diesem Kontext fällt schnell einmal das Stichwort „loslassen". Es ist in aller Munde und wird oft als Lösung für alles Vergangene missbraucht. Doch es reicht nicht, „nur" loszulassen. Ich möchte darüber hinausgehen und das Verzeihen als Transformation sehen. Nichts im Leben kann ich auslöschen, nichts davon darf fehlen. Ich kann nicht so tun, als ob nichts gewesen wäre. Alles, was ich erlebt habe, bleibt für immer Teil meiner Erfahrungen. Ich möchte sie alle als wertvolle Puzzleteile wissen, die zum Gesamtbild meines Lebens beitragen. Jede Erfahrung ist einer der Fäden, aus denen mein Dasein gewoben wird, bunt und lebendig, verknüpft zum ureigensten Leben, das mich einzigartig, unnachahmlich, authentisch macht. Im Annehmen, im Ja-Sagen trage ich die Verantwortung, dass aus all den schmerzlichen Erlebnissen Transformation geschieht. Dies ist wahres Wachsen und führt zu Reife.

Bleibt die große Frage: Wie kann Versöhnung gelingen?

Es beginnt damit, in jedem Menschen den göttlichen Kern zu sehen, der sein Wesen ausmacht. Diese Haltung hebt jeglichen Stolz und Überheblichkeit auf; sie lässt stattdessen Respekt und Demut aufkommen. Begegne der anderen Person mit offenem Herzen, mit Liebe. Sieh in jedem Menschen das Licht, unabhängig von allem Äußeren. Es zeigt sich als erste Reaktion ein innerer Widerstand? Dann verbinde dich in Gedanken mit deinem eigenen göttlichen Kern, der jenen des anderen berührt. Nicht mehr und nicht weniger. Tritt erst dann in Kontakt mit der anderen Person. Dies ist die Liebe des Herzens. Diese Liebe macht kein großes Aufheben, ist kein Theater. Sie geschieht in der Stille, es braucht keine Worte dazu und sie verändert spürbar die Atmosphäre der Begegnung, das Miteinander. Du spürst es, der andere spürt es. Vergiss nicht, dich selbst in diese Vergebung einzuschließen, jenseits von richtig und falsch. Diese Haltung macht offen, weich, sanft, respektvoll und zugewandt. Es geht also nicht so sehr darum loszulassen. Nein, die tiefste Art der Versöhnung lautet vielmehr: annehmen, was ist. Was nützen Ärger, Missgunst, Neid, Wut? Was nützt Sorge? Damit triffst du immer nur dich selbst. Ein tiefes Eintauchen in ein großes Ja zu dem, was ist, gibt hingegen die Möglichkeit, aus jeder Situation das Bestmögliche zu machen. Es eröffnet sich eine unendliche Zahl an Handlungsoptionen und der reife, erwachsene Mensch kann die eigene Lebenslage zu seinem Besten gestalten.

Verantwortung übernehmen

Schuld und Schuldzuweisungen haben ihren Ursprung im sehr bequemen Konzept des Urteilens: richtig – falsch. Jeder meint, aus seiner Perspektive zu wissen, wie das Leben sein sollte oder hätte sein sollen und knüpft seine Erwartungen daran. Ein Schuldiger ist meist schnell ausgemacht und man bringt sich in die gemütliche Opferrolle. So geben wir die Verantwortung für unser Leben, unser Glücklich- oder Unglücklichsein in andere Hände. Wir halten es für einfacher, das Leben zu erleiden. Und ja, Verantwortung ist anstrengender, hat mit Konsequenzen zu tun. Wenn wir sie jedoch annehmen, versöhnen wir uns auch mit den Lebensumständen oder der anderen Person in unserem Denken. Dies ist ein großer Prozess in der Selbstheilung, der *in* uns geschieht.

Verantwortung zu übernehmen bedeutet unter anderem, die Dinge neutral zu betrachten. Und seien wir doch mal ehrlich: Dabei stellt sich oft heraus, dass wir selbst unsere größten Kritiker sind. Aus neutraler Sicht kann dann die Einsicht entstehen, alles so gut gemacht zu haben, wie es in der jeweiligen Situation möglich war. Das entspannt ungemein. Denn hätten wir es zur damaligen Zeit besser gekonnt, hätten wir es doch anders,

vielleicht besser gemacht! Wie heißt es so schön: Hinterher ist man immer schlauer.
Dieser Ansatz bedeutet, die volle Verantwortung zu übernehmen für das eigene Leben. Dies bedeutet, erwachsen zu sein. Dies bedeutet, sein Leben zu gestalten und die Opferhaltung zu verlassen. Dies ist Reife.

Stille als Kraftquelle

„Früher brachte der Lärm die Menschen aus der Ruhe, heute ist es die Stille", meint der Aphorist Ernst Ferstl. Und er hat in gewisser Weise recht: Stille auszuhalten, ist eine Herausforderung geworden. Der moderne Mensch lebt nach außen, schnell, laut und oberflächlich. Es hat sie jedoch immer schon gegeben: Menschen, die Antworten auf ihre Fragen in der Tiefe des eigenen Seins entdeckt haben. In der christlichen Religion nennen wir sie Mystiker und ihr Nicht-Tun hat in den verschiedenen religiösen Traditionen verschiedene Namen: Meditation im Buddhismus, Yoga bei den Hindus, im Judentum Kabbala und der Islam nennt es Sufismus. Große Mystikerinnen und Mystiker gibt es in allen spirituellen Traditionen auf der ganzen Welt, von Hildegard von Bingen über Meister Eckhardt bis hin zu Laotse.
Auch Jesus hat „meditiert". Wenn die Herausforderungen sehr groß wurden, suchte er die Stille und das Alleinsein. Immer wieder zog er sich zurück: in die Wüste, auf den Berg, an den Fluss. Und in der letzten Nacht vor seinem Tod, in der tiefsten Not, sogar dreimal. Beeindruckend bei Jesus, dem Menschen, ist das unendliche Vertrauen in den göttlichen Plan.
Hektik, Stress und oft auch Überforderung zwingen viele Menschen dazu, Wege zu suchen, wie sie mit diesen Anspannungen umgehen können. So suchen in der heutigen Zeit bewusst immer mehr Menschen nach Möglichkeiten, aus ihrem „Raum der Stille" heraus zu leben.

Achtsamkeit: die Kraft der Gegenwart

Eine gewisse innere Ruhe ist die Voraussetzung, um das eigene Leben neu zu ordnen. Das gilt genauso für die Fähigkeit, im Jetzt zu verweilen, auf den Körper, die inneren Regungen und die natürlichen Bedürfnisse zu achten. Dieses Kapitel zeigt, wie kraftvoll das Einlassen auf das Hier und Jetzt sein kann und welche lebensverändernden Wirkungen daraus erwachsen können. Die Übung der Achtsamkeit hat sich in meiner Arbeit mit Menschen als unverzichtbar für den Weg in die Einfachheit erwiesen.

Ständig sind wir mit unseren Gedanken irgendwo in der Vergangenheit oder in der Zukunft. Hier sein und eigentlich dort sein wollen, verursacht ungeheuren Stress. Diese Spaltung bringt für viele Menschen in unserer Gesellschaft eine innere Zerrissenheit. Kommt dir das bekannt vor? Brauchst du die Vergangenheit? Brauchst du die ach so geliebten schweren Gedanken, Sorgen und Leiden, um die sich deine Gedanken tagein, tagaus drehen? Brauchst du sie wirklich, über Tage, Wochen, Monate, Jahre? Und die Gedanken an die Verletzungen aus der Vergangenheit, die dich ständig moralisch hinunterziehen? Gedanken, die dich die

kleinen Geschenke des gegenwärtigen Augenblicks übersehen lassen, die Freude eines jeden Moments?
Und ist es nicht so, dass du in der Zerrissenheit und im Festhalten am Vergangenen die leise innere Stimme überhörst, die dir etwas zu sagen hat? Diese Stimme ist die Sehnsucht des Herzens. Wenn du in der Vergangenheit gefangen bist, übersiehst du, dich auf sie auszurichten. Dies macht das Leben schwer und legt dir jede Menge Hindernisse in den Weg.
Doch was, wenn du innehältst und in deine Ahnung hineinspürst? Du wirst bemerken, dass in dir etwas Geheimnisvolles wirkt. Etwas, das dich in die Tiefe deines einzigartigen Wesens führt. Im stillen Präsentsein erspüren wir jene feinen Regungen, mit denen unsere Seele zu uns spricht und uns lockt, ihrem Ruf zu folgen. Damit öffnen wir jenen Raum, der Antworten gibt auf die tiefen Fragen unseres Menschseins.
Es geht bei der Achtsamkeit um deine Freiheit einer bewussten Entscheidung für den Augenblick. Es geht darum, in diesem Leben bewusst und präsent zu sein. JETZT!

Achtsamkeit als Lebensgrundhaltung

Nach Jon Kabat-Zinn

Die Achtsamkeitspraxis nach Jon Kabat-Zinn besteht aus dem Weg nach außen und dem Weg nach innen. Handeln und Stille, Alltag und Meditation, Tun und Sein. Sie ist eine Lebensgrundhaltung, die einerseits aus einem sehr bewusst gelebten Alltag im Jetzt besteht und andererseits aus Zeiten der Stille, des Schweigens, des Fühlens und Spürens. Du musst es nicht Meditation nennen und du musst dafür auch nicht unbeweglich in einer Ecke verharren. Achtsamkeit hat mit keiner Religion zu tun und ist gleichzeitig der Grundgedanke jeder Religion. Die Achtsamkeit ist Naturgesetz und als grundlegende Haltung jedem Menschen angeboren, wurde aber nach und nach vergessen –

und kann wiederentdeckt werden. Wie kann dies geübt werden, um darin jene innere Ruhe, Kraft und Gelassenheit zu finden, die letztlich das Glücklichsein ausmacht?
Kabat-Zinn spricht in seinem Buch „Gesund durch Meditation" von sieben Grundhaltungen der Achtsamkeit. Ich persönlich stehe hinter folgenden Erklärungen.

Einfach staunen

Es geht um das einfache, stille Spüren und Wahrnehmen der Lebenssituation in der „Aha"-Haltung des Staunens, ohne zu werten und zu urteilen. Du teilst nicht ein in „gut" oder „schlecht", „hässlich" oder „schön", sondern erfährst in dem Moment alles Sein als vollkommen. Du stellst dich der Wahrheit, so wie sie sich dir in diesem Augenblick zeigt – du bist ganz im Jetzt, ohne Gedanken und Gefühle über die Situation, den Menschen, das Geschehen.

Geduld

In der Achtsamkeitspraxis übst du dich in Geduld, weil du weißt, dass alles seine eigene Zeit hat. Alles muss zuerst wachsen und reifen, um sich entfalten zu können. Du wartest mit dem Handeln geduldig auf den richtigen Augenblick. Wenn du achtsam im Jetzt verweilst, spürst du diesen richtigen Moment aus deiner Intuition heraus, jener instinktiven Verbindung mit dem göttlichen Allwissen. Immer, wenn deine Emotionen sich stimmig und gut anfühlen und du Freude spürst, weißt du, dass du auf dem richtigen Weg bist.

Die Offenheit eines Anfängers

Um die Fülle des Augenblicks erfahren zu können, müssen wir jene innere Offenheit entwickeln, die bereit ist, alles so zu sehen, als wäre es das erste Mal. Unsere vorgefassten Meinungen und

Vorurteile lassen uns blind werden für die Vielfalt in allem. Erst im Staunen können wir den Reichtum des Augenblicks erkennen, der in den unbeachteten, gewöhnlichen Dingen liegt. Von den Kindern können wir das Staunen wieder lernen.

Vertrauen

Integraler Bestandteil der Achtsamkeit ist es, Vertrauen in die eigene Weisheit, die Intuition zu entwickeln. Du lernst, darauf zu vertrauen, dass deine Gefühle, die Stimme in dir, dein Bauchgefühl, deine Neigungen dir die richtigen Signale senden. Daraus entsteht Offenheit für alle anderen Quellen und darauf bauend können der Kopf und die Gedanken die richtigen Schritte setzen. Je mehr du auf dein inneres Ganz-Sein vertraust, desto mehr kannst du die Verantwortung für dein Leben übernehmen und desto mehr kannst du dies auch in deinen Mitmenschen sehen und anerkennen. In diesem Selbstvertrauen mehr und mehr verankert zu sein bedeutet, dass du dein Leben gestaltest und aus der schmerzlichen Opferrolle heraustrittst, um glücklich zu sein.

Nicht-Anhaften

Das bedeutet, die Dinge unparteiisch und urteilsfrei so sein zu lassen, wie sie sich Augenblick für Augenblick entfalten. In dem Moment, in dem sich etwas zeigt, kann es weder anders noch ungeschehen gemacht werden. Konzentriere dich auf die Gegenwart, nimm sie wahr und beobachte, wie sich ohne Anstrengung und ohne Wollen alles verändert – es fließt.

Akzeptanz

Sehr viel Lebenszeit und Energie vergeuden wir mit dem Bekämpfen jener Dinge, die anders sind, als wir sie gerne hätten. Wir klammern uns zu oft an Wunschvorstellungen, unfähig, die Realität zu akzeptieren. Sturheit erzeugt Druck und Spannung und verhindert Heilung. Akzeptanz bedeutet wohlgemerkt aber nicht, alles für gut zu befinden oder in Passivität zu verfallen. Es ist schlicht die Bereitschaft, Menschen und Geschehnisse frei von den eigenen Interpretationen ganzheitlich wirken zu lassen und sich mit der eigenen Intuition zu verbinden. Dies ermöglicht, jegliche Situationen klar und vorurteilsfrei wahrzunehmen und der *wirklichen* Situation entsprechend zu handeln, nicht gemäß unserem *Denken über* die Situation. Das gibt dem Handeln eine ungleich größere Kraft, weil es zum Besten für die Situation als Ganze geschieht.

Loslassen

Im Schlaf lassen wir ganz natürlich los – im Wachzustand fällt das oft ungleich schwerer. Wenn es uns jedoch nicht gelingt loszulassen, finden wir auch keinen Schlaf. In Zeiten von erhöhtem Stress kennen wir das alle.

Die Entwicklung des Loslassens als Lebensprinzip entlastet uns in unserem Leben und bringt viel Ruhe. Die Gewohnheit, sich an schöne Dinge zu klammern und Unliebsames los sein zu wollen, wird in der Achtsamkeitspraxis ganz schnell als energieraubend und unbrauchbar erkannt. Lass jede Erfahrung zu, so wie sie ist, übe dich im Beobachten und erkenne an, dass sich fließend alles verändert. Klammern und Ablehnen sind Impulse, die wir fälschlicherweise für absolute Größen halten. Indem du akzeptierst, geschieht das Loslassen. Loslassen bedeutet ein großes Ja zum Leben, wie es ist.

Wenn du aufgebracht bist, tue oder sage gar nichts. Atme nur ein und aus, bis du ruhig genug bist.

Burnout als Wegweiser

Besonders wichtig wird die Achtsamkeit in Krisenzeiten, wenn wir uns verloren haben und ausgelaugt sind. Wenn wir kraftlos nur mehr funktionieren, anstatt energiegeladen und beschwingt unser Dasein zu gestalten. Immer öfter klagen die Menschen über permanente Müdigkeit und Ausbrennen, oder anders formuliert: Burnout.

Der Takt in unserer Gesellschaft wird immer schnelllebiger, oberflächlicher, fordernder. Es scheint keine Grenze nach oben zu geben – ständig geht es drunter und drüber und so leben wir schon lange über dem Limit, über unseren Belastungsgrenzen. Mittlerweile sehen wir, wie fragil die gefühlte Sicherheit einer Gesellschaft ohne Maß tatsächlich ist. Wir spüren es schon lange: So kann es nicht mehr weitergehen.
Denn es zeigt sich, dass uns ein Virus lahmlegt, unsichtbar und geheimnisvoll: Burnout. Eine Gesellschaft, die außer sich ist, wird durch dieses um sich greifende Symptom zwangsläufig dazu gebracht, endlich einmal innezuhalten, auszuatmen, zur Ruhe zu kommen. Burnout verlangt dies; es ist nicht die notwendige, sondern die Not-*wendende* Therapie. Zwar kündigt sich Burnout durch eine Vorahnung an, überrumpelt aber trotzdem und lässt keinen Stein auf dem anderen.
Wenn wir also mehr oder weniger zum Innehalten gezwungen werden: Nehmen wir diese Auszeit doch als Geschenk! Gehen wir hinaus in die Natur, besinnen wir uns im Nach-innen-Spüren auf die Kraft in uns selbst, auf unsere Verbundenheit mit dem „großen Ganzen". Atmen wir aus und wägen wir ab, was im Leben wirklich zählt und trägt.

Vor allem aber haben wir in so einer Situation Zeit, unser Leben zu überprüfen. Ein Burnout, eine Krankheit gibt uns die Berechtigung, einmal nicht funktionieren zu müssen. Es mag sich auf den ersten Blick etwas seltsam anhören, aber: So ein Zusammenbruch beinhaltet eine große Chance für uns. Er reißt uns aus der Komfortzone, weckt uns aus der Trägheit und aktiviert unsere Kreativität. Veränderung kann aus einer Notlage heraus entstehen, denn der Mensch ist auf Entwicklung ausgerichtet. Nutzen wir den Stillstand. Fragen wir uns doch, wie wir unser Leben weiter gestalten wollen. Was können wir aus dieser Situation lernen? Alles hat auch eine zweite Seite.
Denn schließlich haben wir das Gefühl für das, was uns guttut, nicht verloren. Es ist immer noch da – zwar ein bisschen vernachlässigt seit der Kindheit, aber wir können es wieder entdecken. Was ist mir wirklich wichtig in meinem Leben? Solidarität, Zusammenhalt, Nachbarschaftshilfe, Mitgefühl: Sind nicht dies die Werte, die unser Menschsein ausmachen? Oder wollen wir weiter dem Haben als vermeintlich tragendem Wert hinterherlaufen? Wollen wir nicht doch endlich den Menschen in den Mittelpunkt stellen? Haben wir den Mut, die Seifenblase der rücksichtslosen Profitgier platzen zu lassen, einen Zusammenbruch zu wagen, ein Scheitern zuzulassen? Ein vermeintliches Scheitern – das in Wahrheit einer neuen Welt der Menschlichkeit eine große Tür öffnet, hin zur allumfassenden Liebe, die uns Jesus vorgelebt hat.

So kannst du dich fragen: Will ich weiterleben wie bisher?

Gedankenhygiene: positive Lebenshaltung und kraftvolle Gedanken

Immer wieder erfahren Menschen, die sich auf den Weg in die Einfachheit wagen und auf meditative Übungen einlassen, dass Gedanken und Worte eine kraftvolle Veränderung anstoßen. Alte, negative Denkmuster zu vergessen, loszulassen oder hintanzustellen und sich neue Gedanken und Formulierungen ins Bewusstsein zu holen, kann erleichternd und heilsam wirken. Derartige Erfahrungen lassen mutige Menschen in meinen Fastenseminaren und auf den Pilgerwegen erst einmal staunen. Dieses Kapitel zeigt die Hintergründe auf.

„Der beste Therapeut, das teuerste Medikament kann immer nur die Selbstheilungskräfte aktivieren" und „Krankheit kann auch ein Freund sein, der mir hilft, den nächsten Schritt in die Zukunft zu tun und eine neue Entwicklung zu beginnen, die ohne diesen Anlass nie stattgefunden hätte": Diese beiden Sätze von Kurt Tepperwein legen nahe, dass die Haltung zum eigenen Körper und zu Gesundheit und Krankheit sowohl Wohlbefinden als auch Heilung beeinflusst.

Jede Lebenslage, die wir hoffnungsvoll annehmen und als Startpunkt in die Zukunft betrachten, fördert Lebensmut und innere Harmonie. Dies wiederum lässt uns auch eine Herausforderung mit Mut und Zuversicht angehen. Du weißt vielleicht aus eigener Erfahrung, was das für den Umgang mit Gesundheit und Krankheit bedeutet. Wenn Krankheit tatsächlich ein Zeichen dafür ist, dass etwas in unserem Leben oder unserem Denken nicht stimmt oder fehlt, dann würde uns jedes Symptom zu einer ehrlichen Suche nach den fehlenden Elementen und zur Entschlüsselung der dahinter verborgenen Botschaft aufrufen. Dadurch könnten wir nach einer Krise in einen Reifungsprozess eintreten und ein authentischeres, stimmigeres Lebensgefühl entfalten.

Deshalb ist es umso wichtiger, sich mit den eigenen Gedanken auseinanderzusetzen, Glaubenssätze bewusst zu machen und tiefsitzenden Konditionierungen auf die Spur zu kommen. In der Ebene des Unterbewussten, in der Psyche, sitzen all die Schuldgefühle, Selbstverurteilungen, Traumata und Konditionierungen, die man nicht wegdenken kann. Sie wirken aus der tiefsten Seelenebene heraus. Sich selbst ein Bewusstsein dafür zu schaffen, setzt bereits den ersten Schritt in die Heilung. Hier beginnt nun jene mentale Arbeit, die Krankheit verstehen lässt: Was in meinem Leben hat mich so geschwächt, dass der Körper mir durch diese Krankheit eine Botschaft schickt, dass Veränderung notwendig ist?

Nie betrifft Krankheit einzig und allein den Körper oder ein einzelnes Organ. Sie betrifft immer den ganzen Menschen. Sich für Heilung zu entscheiden bedeutet, das Herz zu öffnen, das Herz als Symbol und Ort für allumfassende Liebe und Verbundenheit. Es bedeutet ungeschminkte Ehrlichkeit. Sich selbst gegenüber wahrhaftig zu sein, ohne in „gut" oder „schlecht" zu urteilen, heißt: Es ist eben, wie es ist. So einfach! Dies bedeutet, sich tief fallen zu lassen in eine Kraft, die über den Verstand nicht erfahrbar ist, sich selbst überlassen im Vertrauen auf Heilung, die geschieht. Weil Heilung Wunder ist und Geheimnis. In diesem Sinne ist sie also nicht etwas, das man sich durch positives Denken einfach herbeiwünschen oder, noch einfacher, beim Universum bestellen kann.

Der Atem als Lebens- und Kraftquelle

Zur Achtsamkeitspraxis wie auch zu jeder meditativen Übung gehört die Verbindung zum eigenen Atem. Dieser führt unweigerlich in die Einfachheit – denn was ist einfacher als Atmen? Bewusstes Atmen fördert die Entschleunigung und steigert die Fähigkeit, tief zu spüren. Deshalb nehmen gezielte Atemübungen in meinen Seminaren einen wichtigen Platz ein.
Atmen ist Leben. „Dann bildete Jahwe, Gott, den Menschen aus Staub von dem Erdboden und blies in seine Nase einen Lebenshauch." So steht es in der Bibel. Das lässt uns daran denken, dass der Atem nicht nur körperlich, sondern auch seelisch-geistig eine lebenswichtige Funktion erfüllt. Ohne zu atmen, würden wir keine zehn Minuten überleben. Atmen in geschlossenen Räumen macht müde und unkonzentriert. Doch schon wenige Minuten tiefes Atmen in frischer Luft beruhigt Körper und Geist, steigert die Energie, macht wacher, erhöht Konzentration und Aufmerksamkeit und lässt die Stresshormone sinken.
So wie das Feuer ohne Sauerstoff nicht brennt, so kann der Körper ohne Sauerstoff nicht leben. Ohne feste Nahrung können wir bis zu einem Monat auskommen, ohne Wasser gerade mal eine Woche. Und ohne Sauerstoff? Ein paar Minuten, ohne zu atmen, und der Körper ist nicht mehr lebensfähig!
Er kann mit zu wenig Sauerstoff keine Energie produzieren. Eine ruhige, tiefe Atmung ist die Voraussetzung für Gesundheit und Wohlbefinden. Es gilt also, dafür Sorge zu tragen, dass jede Körperzelle genügend Sauerstoff bekommt. Ansonsten schaltet der Körper alle seine Funktionen auf Sparmodus und es ist nicht verwunderlich, wenn man sich energielos und schlapp fühlt.

Atmung als Jungbrunnen für jede Körperzelle

Atmen geschieht, einfach so. Sauerstoff ist da, ohne dass wir ihn kaufen und auf Vorrat halten müssen. Über die Luft, die uns umgibt, sind wir mit allem verbunden. Der Körper atmet, wenn wir schlafen, und sogar, wenn wir bewusstlos sind. Bevor der Kopf auf eine Situation reagiert, verändert der Atem bereits seine Qualität, seine Intensität.

Gleichzeitig schenken wir dem bewussten Atmen kaum Bedeutung - weil es so selbstverständlich ist, dass der Körper atmet. Er tut es, ohne dass wir daran denken müssen. Durch diesen unbewussten Vorgang übersehen wir, dass es eine unzählbare Palette an verschiedenen Atemqualitäten gibt. Wir übersehen, dass die Qualität des Atmens unmittelbar zusammenhängt mit unserem seelischen Befinden. Wut atmet anders als Freude, sexuelle Erregung oder Angst und Aufregung anders als Entspannung.

Mit dem ersten Atemzug beginnt unser Leben, mit dem letzten endet es. Dazwischen leben wir. So werden wir nun unser gesamtes Leben nutzen, um unseren Atem zu vertiefen. Setzen wir das Atmen als Heiler und Jungbrunnen für unsere Körperzellen ein, indem wir jeden Atemzug bewusst tief fließen lassen. Denn das ist das machtvollste Instrument, mit dem uns die Natur ausgestattet hat, um unser inneres Befinden bewusst zu verändern: den Fokus auf die Atmung zu lenken, sie zu beobachten und zu variieren. Es ist das einfachste, effizienteste Beruhigungsmittel und wir bekommen es schon bei der Geburt geschenkt, immer verfügbar und kostenlos: die Atmung!

Jede Entspannungstechnik funktioniert über die Atmung. Indem du in der Aufregung deine Aufmerksamkeit einen Moment lang auf das Ausatmen lenkst und das Einatmen geschehen lässt, wirst du augenblicklich ruhiger. Der Geist entspannt sich, die Gedanken werden klarer und du kannst in der Situation angemessen agieren, anstatt aus der Emotion heraus kopflos zu reagieren. Denn du kommst augenblicklich in deine Mitte.

Dabei hilft zum Beispiel folgender einfacher Ablauf: Atme langsam aus und drücke das Zwerchfell aktiv nach unten, um die letzte Luft aus dem Körper zu pressen. Nun kommt eine Atempause – tu nichts, bis der Körper von selbst Luft holt. Einige tiefe, bewusste Züge des Ausatmens bringen dich dann augenblicklich in die Lebendigkeit des Moments.

Karlfried Graf Dürckheim beschreibt dies in seinem Buch „Vom doppelten Ursprung des Menschen" folgendermaßen:

> *Es gibt vielerlei Atemübungen, von Menschen erfunden und für vielerlei Zwecke von Nutzen. Über ihre Richtigkeit kann man streiten. Aber es gibt nur eine unbestreitbare Übung zu lernen, den Atem, der nicht vom Menschen erfunden, sondern ihm eingeboren und wesensmäßig ist, zuzulassen.*

Und er schreibt weiter:

> *Die für die meisten förderliche Grundhaltung des Atmens besteht vor allem in einem Zulassen des vollen Ausatmens. Dann kommt der rechte Einatem von ganz allein.*
> *Auch das darf nicht im Sinne einer Körperübung erfolgen, sondern so, dass wir uns selbst vertrauensvoll und ohne Reserve in den ausströmenden Atem hineingleiten lassen. Im vollen ausströmen lassen des Atems bekunden wir Vertrauen zum Leben. Verhalten ist der Atem bei dem, der sich selbst und dem Leben misstraut.*

Hilfe- und Beruhigungsmethode in Angst- und Stresssituationen

Mit der „verzögerten Ausatmung" nach Robert Sonntag kannst du dich sehr schnell entspannen, dich von Müdigkeit und Aufregung erholen, Angst abbauen und Stressreaktionen verringern. Diese Methode schenkt innere Harmonie und Ausgeglichenheit. Sie wird auch als PT-Ausatmung (= protrahierte Ausatmung) bezeichnet.

Die PT-Ausatmung lässt sich unter anderem in akuten Stressphasen erfolgreich einsetzen. Das kann zum Beispiel unmittelbar vor Prüfungen oder öffentlichen Auftritten sein, während eines belastenden Gesprächs oder sogar beim Autofahren, wobei dann selbstverständlich die Augen geöffnet bleiben müssen.
Die Ergebnisse, die mit der verzögerten Ausatmung erzielt werden können, machen die ganzheitliche Wirkung dieses Verfahrens deutlich:

- Die Atmung wird ruhiger und dadurch auch der Übende – nicht nur einmalig, sondern genauso in zukünftigen Stresssituationen.
- Die bewusste Atmung führt zu einer Entspannung des gesamten Organismus.
- Durch die Hinwendung der Aufmerksamkeit auf die Atmung löst sich der Übende von seinen Alltagssorgen und findet sich selbst.

So wird's gemacht:

1. Setz dich aufrecht und locker auf einen Stuhl. Stell die Füße flach auf den Boden. Leg die Handflächen leicht auf die Oberschenkel und schließe die Augen.
2. Atme normal ein, ohne diesen Vorgang in irgendeiner Weise aktiv zu steuern. Atme ohne Pause ganz langsam wieder aus.
3. Die Ausatmung – und darauf kommt es entscheidend an – wird gezügelt. Sie erfolgt bei der PT-Atmung langsamer als beim herkömmlichen Ausatmen. So dauert das Ausatmen deutlich länger als das Einatmen.
4. Nach dem Ausatmen ergibt sich von selbst eine kleine Pause, bevor erneut das automatische Einatmen beginnt.
5. Beende die Übung nach 1–2 Minuten. Recke und strecke dich, atme noch einmal tief ein und aus und öffne langsam die Augen.

Deine Zeit, meine Zeit – Lebenszeit

Die Zeit auf dieser Erde ist begrenzt. Deshalb setzen wir uns auf dem Weg in die Einfachheit auch damit auseinander, wie wir Zeit für uns selbst, für unser Wachsen, für unsere körperliche, seelische und geistige Gesundheit finden und nutzen können. Wir lernen, Prioritäten zu setzen. Viele Menschen erfahren dabei zum ersten Mal, dass sie im Grunde Zeit gewinnen, wenn sie sich im rechten Maße Zeit für Muße und Nichtstun gönnen. Manche erleben sogar eine große Ruhe und Gelassenheit, die sie zu einem inneren Lächeln führt.

„Haben" Menschen Zeit? Unterschiedlich viel? Die einen mehr, die anderen weniger? 24 Stunden ergeben den Tag, 60 Minuten die Stunde, 365 Tage das Jahr. Nein, es liegt nicht an der Zeit. Es liegt am Umgang mit uns selbst und dem Leben. Es liegt an jedem Einzelnen, wie er damit umgeht.
Es muss gar nicht erst ausgesprochen werden: Sie ist spürbar, die Atmosphäre der Hektik, der Eile, der Oberflächlichkeit. Seien wir ehrlich: Das Gefühl, ständig erreichbar sein zu müssen, getrieben zu werden, ist zum Zeitgeist geworden. Jenes Gefühl, den Erwartungen nicht gerecht werden, Verpflichtungen und Termine nicht mehr überschauen und bewältigen zu können. Innere Unruhe dreht das Hamsterrad, in dem viele gefangen sind, immer schneller – bis zum Kollaps. Gibt es einen Ausweg? Für immer mehr Menschen erst im totalen Zusammenbruch, in der völligen Erschöpfung, wenn nichts mehr geht. Dann zwingt das Leben zum Umdenken, zum Neugestalten.
Lass es nicht so weit kommen, denn dann ist der Weg zurück ins Leben mühsam und steinig. Vertraue deinen Gefühlen, nimm

dich früh genug heraus und stell dich den Fragen, die das Leben hinter unmissverständlichen Signalen für dich bereithält. Es gibt Dinge, die getan werden müssen und die wir nicht vernachlässigen wollen. Es gilt, auf die Suche zu gehen nach all den Zeitdieben, die wir gewohnheitsmäßig nicht hinterfragen. Sei offen und ehrlich dir selbst gegenüber. Und fang mutig an zu reduzieren, Hobbys zu pflegen – und auch einmal der Langeweile zu frönen.

Langsam, langsam

„Bistare, bistare" (Langsam, langsam), lachte uns der nepalesische Sherpa zu, wenn die gewohnte westliche Hektik im Lager wieder einmal mit uns durchgegangen war. Diese getragene und in jeder Bewegung so spürbare geerdete Ruhe, die ich bei allen Bergvölkern erlebt habe, berührt zutiefst. Je länger wir in der Einsamkeit der Berge unterwegs sind, desto mehr erfasst auch uns Eilige diese heitere Gelassenheit, die in der Ruhe und Langsamkeit ihre Wurzeln hat. Es ist schön, dieses Gefühl: Zeit zu haben. „Entschleunigung" ist ein modernes Wort, kein schönes dazu. Aber es sagt viel aus. Es beschreibt die Sehnsucht, aus dem Lebensgefühl der Hektik auszubrechen, der Eile, dem Stress. Wohlgemerkt meine ich hier nicht jene Eile, die schnelles Eingreifen und beherztes Entscheiden erfordert. Doch auch in diesen Situationen handeln Menschen, die in ihrer Mitte sind, kraftvoller und entschiedener.

Das Wort Entschleunigung jedenfalls verweist auf die Tragik des Gefühls, das wirkliche Leben zu versäumen, weil keine Zeit zum Genießen, zum Spüren übrig bleibt. Alles schnell, oberflächlich, laut, von allem möglichst viel und ja nichts versäumen: Das endet schließlich im Gefühl, alles versäumt zu haben, wenn auf dem Sterbebett Bilanz gezogen werden muss. Also entgegen dem, was Astrid Lindgren beschreibt: „Dann muss man ja auch noch Zeit haben, einfach dazusitzen und vor sich hin zu schauen."

Wollen wir gemeinsam eine Kultur des Genießens und der Langsamkeit initiieren? Es beginnt alles mit einem bewussten Zug des Ausatmens. Dies bringt schnell in die Kraft und ermöglicht es, alles Tun in einer gewissen Bewusstheit zu erledigen. Es geht nicht darum, den ganzen Lebensalltag auf den Kopf zu stellen, sondern darum, die Grundhaltung des Genießens einfließen zu lassen. Bewusst Schritt für Schritt, bewusst nicht drei Dinge gleichzeitig, bewusst mit der ganzen Aufmerksamkeit. Bewusst immer früh genug dran sein, bewusst jedes Warten als Möglichkeit zu nutzen, das Ausatmen und achtsame Wahrnehmen zu pflegen. Das nimmt viel Eile und Hektik, bringt viel Ruhe ins Leben. Das Warten kann als Zeit des Nichtstuns genossen werden, als Geschenk, das du dir selbst machst. Bewusst spüren, was guttut, bewusst reduzieren. Denn: *Du darfst*, wenn du es dir gestattest.
Welch große Kraft geht doch von Menschen aus, die aus ihrer Mitte heraus leben: gefestigt, ruhig, zentriert, mit einem Lächeln, das aus ihren Augen strahlt.

Weniger ist mehr

Nichts macht eindrücklicher verständlich, wie gut Einfachheit und Gemütsruhe tun, als Heinrich Bölls Erzählung „Zur Senkung der Arbeitsmoral" aus dem Jahre 1963. Deshalb möchte ich sie hier frei mit meinen Worten wiedergeben:

> *In einem Hafen liegt ein ärmlich gekleideter Fischer neben seinem Fischerboot und döst. Er schaut hinaus aufs tiefblaue Meer, hört hin auf das Rauschen der Brandung und schläft schließlich friedlich im schützenden Schatten seines Bootes ein. Ein Tourist, ganz gerührt von diesem romantischen Bild – fast kommt ein bisschen Neid auf – legt einen neuen Film in seinen Fotoapparat, um diese Idylle festzuhalten: „klick" und gleich noch einmal „klick", und weil es so schön ist, noch ein drittes Mal „klick".*

Von so viel „klick" geweckt, richtet sich der Fischer schläfrig, fast ein wenig feindselig berührt auf, um zu sehen, wer hier so viel Unruhe verbreitet. Der Tourist sucht übereifrig nach seiner Zigarettenschachtel. Es entsteht jene gereizte Höflichkeit, die der Tourist überbrückt, indem er den Fischer gleich in ein Gespräch zu verwickeln sucht. „Ich frage mich, woher Sie die Ruhe nehmen, sich mitten am Tag in den Schatten zu legen und einfach nichts zu tun? Warum fahren Sie nicht hinaus, um Fische zu fangen? Es ist doch eine gute Zeit und Sie können damit Geld verdienen!" Der Fischer zuckt mit der Achsel und meint, er wäre ja heute Morgen schon ausgefahren, der Fang wäre gut gewesen. Der Tourist lässt nicht locker und versucht, dem Fischer die Gesetze des Lebens zu erklären. „Sie müssen wieder hinausfahren, Sie können viel mehr Fische fangen und viel Geld verdienen." Der Fischer lächelt und bevor er antworten kann, ereifert sich der Tourist: „Stellen Sie sich vor, wenn Sie öfter am Tag hinausfahren würden, könnten Sie die ganzen Fische, die Sie fangen, verkaufen und sich schon bald einen Motor leisten, bald schon einen Kutter, mit dem sich viel mehr Fische fangen ließen. Eines Tages würden Sie zwei Kutter haben, Sie würden ...", die Begeisterung verschlägt ihm fast die Stimme, „Sie wurden ein kleines Kühlhaus bauen, vielleicht eine Räucherei, später eine Marinadenfabrik, mit einem eigenen Hubschrauber herumfliegen, die Fischschwärme ausfindig machen und Ihren Kuttern per Funk Anweisungen geben. Sie könnten die Lachsrechte erwerben, ein Fischrestaurant eröffnen, den Hummer ohne Zwischenhändler direkt nach Paris exportieren – und dann ..." Wieder verschlägt die Begeisterung dem Fremden die Sprache.
Kopfschüttelnd, im tiefsten Herzen betrübt, blickt er hinaus auf die friedlich dahinrollende Flut. Wehmut überkommt ihn und

Sehnsucht, etwas Traurigkeit, „dann könnten Sie beruhigt hier im Hafen im Schatten dösen, hinausblicken auf das herrliche Meer und das Leben genießen."

„Aber das tue ich ja jetzt schon", sagt der Fischer, „ich sitze hier und genieße das Leben, nur Ihr Klicken hat mich dabei gestört."

Zukunft gestalten: die Kraft der Einfachheit

Menschen, die sich konsequent und intensiv mit dem Gestalten des eigenen Lebens hin zu Einfachheit und Natürlichkeit befassen, gelangen schnell an einen Scheideweg. Viele ziehen Bilanz und fragen sich, wie sie weiterleben möchten. Sie stellen die Weichen für eine neue Zukunft. Manchmal sind es nur kleine Veränderungen, doch manchmal kann diese innere Auseinandersetzung auch zur Initialzündung für ein ganz neues, radikal anderes Leben werden. Folgende Fragestellungen und Antworten habe ich in diversen Fasten- und Pilgergruppen immer wieder miterlebt.

Wie soll mein Leben aussehen? Wie möchte ich den Rest meines Lebens gestalten? Will ich mir durch all die unbewussten Verhaltensmuster, meine starren Vor- und Einstellungen weiterhin und für den Rest meiner Tage den Atem nehmen lassen?
Es ist viel mehr möglich, als du derzeit denkst. Befreiung geschieht, sobald du beginnst, deine Gedanken zu hinterfragen und jenen Lösungen Raum zu geben, die bisher unvorstellbar schienen. Sobald der unruhige Geist zur Ruhe kommt und du lernst, die Stille hinter deinem überflüssigen, komplizierten, verwirrenden Gedankenkarussell auszuhalten, können sich all die komplizierten Verstrickungen lösen wie der Gordische Knoten. Und in diesem Raum kann Heilung geschehen. Denn in der neu entdeckten Einfachheit entwickelt Klarheit ihre heilende Kraft. Es ist eine Klarheit, die das Wesentliche erkennt und dieses vom Überflüssigen, Belastenden unterscheiden kann. Schritt für Schritt geschieht dann die Befreiung. Du kommst mit jener Sehnsucht in Berührung, die dein Wesen ausmacht – und mit dem ureigensten, tiefsten Wissen, angenommen, akzeptiert, geliebt zu sein. Genau so, wie du vom Innersten her gedacht bist. Dahinter verbirgt sich kein Tun, es geht hier um das reine Sein. Ich bin – und das genügt. Nicht brav, angepasst, lieb und nett, nein, einfach Mensch. Solange du glaubst, deinen Wert aus deinem Tun heraus beweisen zu müssen, lebst du aus der Getriebenheit heraus und kannst sie erst beruhigen, wenn du das bloße Sein als genug anerkennst. Meist liegen die Wurzeln für diese Verstrickungen, die dich das Leben kompliziert und schmerzhaft erfahren lassen, schon in der frühesten Kindheit. Doch ist es nicht so, wie die amerikanischen Ureinwohner es sehen? Sie meinen, dass Eltern und Gesellschaft in jedem Kind jene Wunden und Verletzungen setzen müssen, die zu heilen Sinn und Lebensaufgabe für jeden Menschen werden.

Opfer- oder Gestalterhaltung?

Solange du dich als Opfer verschiedenster Lebensumstände siehst, kann Heilung nicht geschehen, denn zu ihr gehört unausweichlich, aus der Opferrolle auszusteigen und das eigene Leben zu gestalten. Schritt für Schritt. Mehr als immer wieder einen nächsten Schritt braucht es nicht. Schon einen Schritt zu machen, bringt viel Bewegung ins Leben, und aus dieser Veränderung heraus gilt es, wieder einen nächsten Schritt zu gehen. So erkennst du, dass jeder kleine Fortschritt, den du machst, unendlich viele Möglichkeiten enthält, die du aus deiner begrenzten Erfahrung heraus vorher gar nicht bedenken konntest. Zu langes Zweifeln, Zögern und der daraus entstandene Stillstand ermöglichen keine Entwicklung. Beherztes Handeln hingegen bringt lebendiges Fließen in dein Leben. Keine Angst vor Fehlentscheidungen, keine Angst vor einem falschen Schritt. In jedem Augenblick hast du die Freiheit, neue Entscheidungen zu treffen, eine neue Entwicklung auszuprobieren. Spiele doch dein Leben, mutig und beherzt, erleide es nicht!

Leben in Dankbarkeit

Während der Tage, die ich mit Pilgernden verbringe, wird oft auch eine große Dankbarkeit sichtbar. Die Menschen erkennen, wie viel Segen und Gutes ihnen ihr Leben schon geschenkt hat. Dabei handelt es sich meist um nichts allzu Außergewöhnliches; eher ist es das Einfache, das bewusst gemacht wird. Dadurch entsteht die Erkenntnis, dass es darauf ankommt, diese Geschenke tatsächlich wahrzunehmen und auszupacken, anstatt an ihnen vorüberzulaufen.

„Nicht die Glücklichen sind dankbar. Es sind die Dankbaren, die glücklich sind", so ein bekannter Weisheitsspruch von Francis Bacon. Die Dankbarkeit hat nach der Liebe die größte transformierende Kraft im Leben eines Menschen. Sich in den Selbstverständlichkeiten des Alltags ständig vor Augen zu halten, dass vieles, was uns begegnet – ein Fluss, ein Windhauch, ein Stein, eine Blüte, ein Gespräch, ein Lächeln –, eine bewundernswerte Erscheinung ist, lässt auch in Zeiten, in denen nicht alles gerade läuft, viel Positives entdecken. Vieles, das dankbar sein lässt, wenn man hinschaut – wenn man es sehen *will*. Allzu oft übersehen wir die ganz kleinen Dinge, die wirklich wertvoll sind. Ein schlechter Tag, endlose Routinen oder Enttäuschungen lassen dann die Welt grau erscheinen.

Dankbarkeit ist eine Lebensgrundhaltung, die geübt werden kann. Aus dieser Haltung heraus das Leben zu betrachten, hebt unmittelbar die Gefühlsstimmung. Das Leben ist voller Geschenke und Segnungen, ja, es ist wohl selbst das größte aller Geschenke. Jeder Atemzug, jedes Lächeln, jeder Tautropfen ist ein Wunder, das uns geschenkt wird. Wenn wir beschließen, uns bewusst und achtsam zu öffnen, dann wird jeder Apfel ein Festmahl und jeder Schmetterling und jede Blume lösen ein Staunen in uns aus. Jede Lebenssituation wird zur Chance, Neues gestalten zu dürfen.

Ein beherztes „Danke" erzeugt augenblicklich Glücksgefühle. Es macht bewusst, dass nichts selbstverständlich ist und fokussiert uns ganz schnell auf das Positive im Leben. Das Strahlen in den Augen, das wir aussenden, und die Zuwendung, das Wohlwollen, das zurückkommt, sind heilsam.

Ein Dankbarkeitstagebuch zu schreiben, um täglich all das Schöne, Gute bewusst zu halten, gibt dem Leben so viel positive Energie. Danke, aufgeschlüsselt in die beiden Silben dan-ke, kann bei einem Spaziergang als Mantra Wunder bewirken. Dankbarkeit als Einschlafritual zu pflegen, lässt viele Sorgengedanken verblassen. Als Morgenritual hilft uns ein Gedanke der Dankbarkeit und der Demut, dem Tag gelassen und kraftvoll entgegenzugehen. Ich sehe es wie Gerd B. Ziegler, der meint: „Das Leben ist kein Problem, das man lösen muss, sondern ein Geschenk, das es auszupacken gilt."

Einfach glücklich sein?

Dinge einfach zu tun, *sehe ich als einen Weg in ein gelingendes Leben, auf das man irgendwann mit Freude und Genugtuung zurückblicken kann. Immer wieder kommen wir in den Fastenwochen und auf den Pilgerwegen darauf zu sprechen, was das Leben ausmacht und wie man es möglichst glücklich und freudvoll verbringen kann. Im nächsten Kapitel schildere ich einige Erkenntnisse daraus.*

Ich habe beschlossen, einfach glücklich zu sein.
„Einfach glücklich sein!" – Einfach, wirklich? Ist es das tatsächlich? Darf man glücklich sein in dieser Welt, in der es so furchtbar zugeht? Wo täglich durch die Nachrichten so viel Elend, Hunger, Not, Streit und Krieg in unsere Wohnzimmer gebracht werden? Wenn ich weit in meinem Leben zurückdenke, so war es doch immer die Sehnsucht nach dem Glücklichsein, die mich eine Suchende sein ließ. Ich habe dabei immer auch viele Gründe gefunden, warum ich angeblich nicht wirklich glücklich sein konnte. Bis ich tatsächlich beschlossen habe, einfach glücklich zu sein, mich zu erfreuen an all den schönen Dingen um mich herum. Und bis ich beschlossen habe, alle Herausforderungen, alle Verletzungen und die Traurigkeit, die Schicksalsschläge, all das Unangenehme und Schwere als Chancen wahrzunehmen. Bis ich verstanden habe, dass *alles* zum Leben gehört. Dass der Mensch Reibung, Herausforderung braucht, um wachsen zu können.
Damit meine ich nicht, dass man sich in jedem einzelnen Augenblick glücklich fühlen muss. Das absolute Glück ist ein momentanes Geschehen, es sind Momente der Selbstvergessenheit. Andauerndes Glücklichsein ist für den Menschen in dieser Welt der Gegensätze wahrscheinlich nicht vorgesehen. Ja, vielleicht gar nicht auszuhalten? Denn, so sagt es jedenfalls Wilhelm Busch: „Nichts ist schwerer zu ertragen, als eine Reihe von glücklichen Tagen."

Glück als Grundgefühl

Es gibt aber jenes glücklichere, positive Grundgefühl im Leben, das unser Dasein leichter werden und uns auch in jenen Lebenssituationen nicht verzweifeln lässt, in denen es uns aus der Bahn wirft, in denen es drunter und drüber geht. Das Geheimnis liegt darin, *trotz allem* glücklich zu sein. Ich habe manche Menschen kennengelernt, die das einfach tun. Mit ihnen habe ich mich auseinandergesetzt, um zu verstehen, was sie anders machen. Diese Menschen werden nicht weniger gebeutelt vom Schicksal, sie gehen nur anders damit um. Menschen, die beschließen, ohne Wenn und Aber glücklich zu sein, akzeptieren das Spannungsfeld der Dualität, in das wir auf dieser Welt eingebettet sind. Sie akzeptieren, dass zur Freude die Traurigkeit gehört, zur Liebe die Angst, zur Lebenslust die Zerbrechlichkeit, Ärger, Sorge, Leid. In unserem Leben pendeln wir ständig zwischen den Polen. Beides darf sein. Es ist die Akzeptanz, die den Unterschied macht. Wenn wir glauben, unsere Sehnsucht nach dem Glücklichsein dadurch stillen zu können, dass wir nach immer mehr, nach höher, weiter, schneller streben, so ist dies ein steiniger Weg, auf den innere Leere und Sinnlosigkeit folgen. Die Welt der Bedingungen kennt nur das schnelle Glück – auf das bald Enttäuschung folgt. Um es mit Wilhelm Busch zu sagen:

> *Wonach du sehnlich ausgeschaut, es wurde dir beschieden.*
> *Du triumphierst und jubelst laut: Jetzt hab ich endlich Frieden.*
> *Ach Freundchen, rede nicht so viel, zähme deine Zunge, ein*
> *jeder Wunsch, wenn er erfüllt, kriegt augenblicklich Junge.*

Je weniger wir gegen das kämpfen, was sich zeigt, und je mehr wir alles als Herausforderung verstehen, zu wachsen und zu reifen, desto mehr Kraft haben wir und desto leichter fühlt sich unser Leben an. Desto intensiver entsteht jenes Lebensgrundgefühl von Gelassenheit, Freude und Glück, das uns auch in schwierigen Momenten imstande sein lässt, den Blick nach vorne zu richten und nicht zu verzweifeln.

„Warum gerade ich?"

Ein glücklicher Mensch geht selten in der Opferrolle auf. Er hadert nicht lange mit seinem Schicksal und quält sich selbst nicht mit „Warum gerade ich?"-Fragen. Er suhlt sich nicht in Selbstmitleid, klagt nicht über die Ungerechtigkeit in der Welt. Ein ausgeglichener Mensch nimmt sein Leben in allen Situationen in die Hand, fragt sich anlässlich schlimmer Erfahrungen, was er daraus lernen darf, wo es Hilfe gibt, und genießt die schönen, erfüllenden Momente. Hier sind wir zurück bei der Fähigkeit, Verantwortung zu übernehmen mit allen Konsequenzen – denn wie schon erwähnt, scheint es vielen unglücklichen Menschen einfacher, Schuldige zu suchen und ohnmächtig zuzuschauen, anstatt das Schicksal in die eigene Hand zu nehmen.

Haben manche Leute nur Glück und andere vorwiegend Pech? Nein, sicher nicht. Doch die Glücklicheren gehen anders mit ihrem Leben und ihren Schicksalsschlägen um. Auch sie haben zuweilen harte Zeiten. Doch sie werden getragen von der Akzeptanz all ihrer Gefühle. Und davon, dass sie schmerzhafte Phasen in einer demütigen Haltung durchleben, die sie nicht verzweifeln und ohnmächtig zurückbleiben lässt. Das macht den Unterschied aus zu jenen Menschen, die sich dauerhaft unglücklich fühlen und ständig über die Ungerechtigkeit in der Welt jammern. Glücklichere Menschen verändern, was sie verändern können, und akzeptieren, was nicht in ihrer Macht liegt.

Der Gedanke, Opfer zu sein, gibt dem Leben sehr viel Schwere. Dieser Glaubenssatz ist unter latent unzufriedenen Menschen weit verbreitet. Sie tragen einen schweren Rucksack voll unsichtbarer Last auf ihren Schultern, ohne es selbst zu erkennen. Die Opferrolle zu verlassen und zur Gestalterin, zum Gestalter des eigenen Lebens zu werden, ist die Lösung!

Glücklichere Menschen erkennen, dass wir Geist und Seele sind, die in einem materiellen Körper in dieser materiellen Welt wohnen, um Erfahrungen zu machen. Diese unsterbliche Seele in einem sterblichen Körper ist eine Zeit lang hier, in der Welt der Materie, um zu wachsen, zu reifen, sich zu entwickeln. Und das geschieht über alle Erfahrungen, über Höhen und Tiefen,

Verletzungen und Freude. Die Seele teilt nicht ein in Positiv und Negativ, in Gut und Böse – nein, jede Erfahrung trägt dazu bei, dass der Mensch sich entwickeln kann, und ist ein Baustein hin zur Vollendung unserer einmaligen Persönlichkeit.

Das Ziel vor Augen

Ziele zu haben und sich Ziele zu setzen, gehört zum Leben der glücklicheren Menschen. Glückliche haben eine Vision! Sie stellen sich Aufgaben, die sie in der Früh aus dem Bett springen lassen, haben etwas, wofür sie leben. Sie arbeiten oft hart dafür; es sind keine bequemen Menschen, die sich träge gehen lassen. Sie verlassen immer wieder ihre Komfortzone, überwinden Ängste und überschreiten Grenzen. Sie nehmen ein Scheitern in Kauf, rappeln sich auf und beginnen von Neuem. Dies ist Entwicklung. Viele Menschen verdanken ihrem Scheitern, dass sie dadurch erst in ihre wahre, in ihnen verankerte Lebensaufgabe hineingewachsen sind.
Glücklichere Menschen leben aus der Überzeugung, dass zum Nehmen das Geben gehört, und sie erfahren in dieser Balance Freude, die sie erfüllt sein lässt, anstatt ins Leere zu fallen. So entsteht Sinn. Ein Lebenssinn, der in die Tiefe geht und zu Zufriedenheit führt. Er entsteht aus dem Gefühl, zum Wohle der Gemeinschaft beizutragen, an etwas Größerem mitzubauen.
Genauso gibt es auf der Gegenseite einige Dinge, die unglückliche Menschen ausmachen. Das Schöne ist aber, dass man sich in all diesen Dingen etwas von den Glücklichen abschauen kann.

Ärger und Sorge

Ein weit verbreitetes Lebensgefühl unter den unglücklich jammernden Menschen ist der Ärger. Diese Menschen vergällen sich Stunden, Tage, Nächte, Wochen, Monate, ja oft sogar Jahre mit dem Ärger – anstatt aktiv etwas dagegen zu tun. Ärger verlangt nach Klarheit. Ein reifer, glücklicher Mensch nimmt die Zügel in die Hand und klärt die Dinge. Natürlich: Es gibt auch Lebensumstände, die sich nicht klären lassen. Die glücklicheren Menschen schließen dann Waffenstillstand, akzeptieren Ungeklärtes und lassen es ruhen.

Die Sorge gehört ebenfalls zu vielen unglücklichen Menschen; für manche ist es sogar eine Art Hobby, sich pausenlos um etwas zu sorgen. Auch sie verbringen Tage, Nächte, Wochen in Kummer, jede Lebensfreude wird sofort unterdrückt und erstickt unter der Sorge, weil es ja so viel gibt, das passieren könnte. Bis sie (vielleicht) eines Tages feststellen, dass letztlich nichts von dem eintrifft, denn es kommt erstens immer anders, und zweitens, als man denkt.

Mark Twain drückt das so aus: „In meinem Leben habe ich unvorstellbar viele Katastrophen erlitten – die meisten davon sind nie eingetreten."

Die glücklicheren Menschen vertrauen. Sie genießen ihre Lebenszeit und handeln dann effizient, wenn tatsächlich die Katastrophe eingetroffen ist. Das ist früh genug. Glücklichere Menschen unterstützen ihre Lieben mit der Haltung des Vertrauens – in die Menschen und in eine größere Kraft. „Ich traue dir dein Leben zu": So etwas zu hören, gibt sehr viel Kraft. Diese Kraft brauchen unsere Lieben als Unterstützung, nicht etwa die Angst, die lähmend wirkt. Optimistische Menschen vertrauen darauf, all ihre Sorge in unsichtbare Hände legen zu können in dem Wissen, dass es immer eine Lösung gibt und Hilfe möglich ist, wie sie auch aussehen mag. So können diese Menschen unbeschwert und frei leben – selbst wenn sich die Dinge manchmal ganz anders entwickeln als geplant.

Sorge tragen: Das bedeutet nicht zuletzt, gut für sich selbst zu sorgen. Dies gelingt den glücklicheren Menschen. Sie pflegen Hobbys und Tätigkeiten; sie kennen ihre Energie- und Kraft-

quellen, durch die sie Freude und Erfüllung finden und tanken regelmäßig Lebensfreude.
Sorge tragen hat dabei nichts mit Aufopferung zu tun. Zwar ist es wunderbar, dass es so viele Menschen gibt, die Hilfsbereitschaft leben. Doch manche opfern sich dabei für andere auf und werden so selbst zu Opfern. Sie nehmen sich nie Zeit für sich selbst und brennen irgendwann aus, haben nichts mehr zu geben, weil sie selbst nichts mehr haben. Deshalb ist es so wichtig, gut für sich selbst zu sorgen, damit man viel zu geben hat und für andere aufstehen kann.
Wie kann aus Sorge Glück werden, mag man sich jetzt fragen. Die ganz simple Antwort lautet: Sei einfach du selbst! Alles Unechte, Komplizierte, der Schein, deine Masken kosten viel Kraft. Lass deine Einmaligkeit sichtbar werden! Sorge dich nicht darum, was andere sehen könnten – zeig dich in deiner Unvollkommenheit, mit deinen Schwächen und Fehlern, deinen Stärken und Talenten, mit allem, was dich ausmacht. Zeig dich stark, wo du es bist, und verletzlich oder verletzt, wo das Leben dich gebeutelt hat.
Das Paradoxe ist: „Sei du selbst" mag einfach klingen, aber der Weg zu dieser Art Einfachheit ist kein leichter. Er ist unbequem, denn er *macht* dich unbequem, so wie Jesus damals unbequem war für die Mächtigen. Genauso kann man das Unbequem-Sein aber als Ehrlichkeit sehen. Und diese Ehrlichkeit entfacht Kraft, sprengt Grenzen, weil du eins bist mit deinem Lebensplan. Sie macht dich authentisch – und daraus entsteht Glück!

In die Tiefe

Glücklichere Menschen haben Zeit für Beachtung, die in die Tiefe geht und aus großer Achtsamkeit besteht. Sie versuchen nicht, ihr Inneres mit oberflächlichen, käuflichen Dingen zu füllen, um bald zu merken, dass diese den Hunger nicht stillen. Denn das Ganze kostet so viel Verbissenheit und Arbeitszeit, dass am Feier-

abend keine Kraft zum Austausch, zum Feiern mehr da ist. Da könnte man glatt neidisch werden auf jene Völker, die drei, vier Stunden am Tag mit dem Erwirtschaften des Notwendigen verbringen und den Rest der Zeit Gemeinschaft und Geselligkeit pflegen, sich Zeit für Muße und Kontemplation einräumen, der Natur um sie herum und dem großen Geheimnis, das in allem wohnt, Staunen und Aufmerksamkeit widmen.
Glücklichere Menschen haben Zeit für Beachtung, sie sehen die Wunder. Sie leben große Dankbarkeit und Demut. Denn sie fühlen sich geborgen und behütet in einer großen göttlichen Ordnung. Ich habe sie auf meinen Reisen selbst gesehen: jene Menschen, die nicht mehr haben, als sie gerade jeden Tag zum Leben brauchen. Welche Ruhe, welche Kraft und Lebensfreude geht von ihnen aus. Welche Herzlichkeit und Freude strahlt nicht nur aus ihren Augen, sondern aus ihrem ganzen Körper.
Es ist die achtsame Lebensweise, die glücklichere Menschen ausmacht. Sie leben jeden Augenblick in seiner Vielfalt intensiv und präsent. Sie spüren, was zwischen den Zeilen schwingt, hören auch die leisen Töne und nehmen das Zittern einer Angst in der Stimme wahr. Sie schmecken die Gewürze, sehen die satten und die zarten Farben. Achtsam zu sein bedeutet, ganz bei sich und dann ganz hingegeben zu sein an das, was man tut. Es ist vergleichbar damit, wie kleine Kinder ganz in ihrem Tun, ihrem Spiel aufgehen. Kinder leben anfangs noch in dieser Natürlichkeit. Bis sie es dann langsam verlernen, um irgendwann als Erwachsene überall zu sein – nur nicht bei sich. Glücklichere Menschen haben sich diese Kindlichkeit im Herzen bewahrt.

Ein kleines Wort als großer Schritt

Wir alle können uns den Zugang zu dieser Lebenshaltung wieder freischaufeln. Wir können sie wieder pflegen, denn sie ist in jedem von uns als natürliche, für uns Menschen so gedachte

Lebensweise angelegt. Jeden Augenblick hast du die Wahl. Es ist nur ein kleiner Schritt von der Un-Achtsamkeit in die Achtsamkeit, von der Un-Bewusstheit in die Bewusstheit. Es ist ein kleiner Schritt zu dem Zustand, einfach glücklich zu sein, trotz allem. Geh diesen Schritt – es lohnt sich!

Jeder kann es: ein großes JA zum Leben sagen, so wie es ist. Manchmal oben, manchmal unten. Es ist der Weg des Herzens. JA ist Vertrauen, ist Hoffnung, ist Mut, ist Kraft und Glaube. Ja sagen Menschen, die eine tiefe Beziehung eingegangen sind zum Unsagbaren, zu Gott.

Menschen, die Ja zum Leben sagen, sind ergriffen von Demut, Dankbarkeit und Vertrauen, und erkennen in allem das Wunder. Wer aus jeder Situation das Beste macht, ist glücklicher. Diese tiefe Ergriffenheit, als Ganzes zum Ganzen zu gehören, lässt Menschen gelassen sein. Es ist das Vertrauen, das Leben bei jeder Herausforderung in Gottes Hände legen zu können, sich fallen zu lassen, im Wissen, dass etwas Größeres trägt. Das Gefühl, aufgrund des Menschseins immer und überall geborgen, geliebt zu sein, ohne Bedingung und ohne Anspruch, macht glücklich. Die Sonne, das Wasser, der silberne Schein des Vollmondes, das Glitzern des Tautropfens, die reife Walderdbeere: Alles ist einfach da, ohne dass wir uns dafür abrackern müssen. Es genügt, die Augen aufzumachen, zu hören, zu sehen, zu riechen, zu schmecken und uns zu öffnen für die Wunder. Einfach glücklich sein!

Und ja: Natürlich brauchen auch die glücklichsten Menschen trotzdem einige materielle Dinge wie ein Dach über dem Kopf, genug zu essen, Kleidung, vielleicht hier und da ein wenig Luxus. Doch es gilt, die Balance zu halten. Den glücklicheren Menschen gelingt diese Gratwanderung. Deshalb frage dich immer wieder: Wie lebe ich? Bin ich in Balance und korrigiere ich meinen Weg, wenn es ab und an notwendig ist?

Ein sanftes Sterben

Auch das Thema Sterben wird in den spirituellen Fastenseminaren und auf den Pilgerwegen mehrfach angesprochen. Da Sterben zum Leben gehört, spielt das Thema überall dort eine wesentliche Rolle, wo Menschen auf dem Weg zu sich selbst und auf dem Weg in die eigene Tiefe sind. Deshalb möchte ich es in diesem Buch nicht unerwähnt lassen.

Von vielen Herrschern alter Kulturen wissen wir, dass sie Gesandte ausgeschickt haben, um jene Weisen zu suchen, von denen sie glaubten, sie würden das Geheimnis des ewigen Lebens kennen. Es musste doch existieren, dieses Elixier der Unsterblichkeit! Bis heute jedoch ist der Tod ein Geheimnis geblieben und der Gedanke an das eigene Sterben macht vielen Menschen Angst. Viele Weisheitslehren gehen davon aus, dass dem Menschen eine gewisse Zeitspanne auf dieser Welt zugeteilt ist. Wenn sie um ist, hat sich das Schicksal vollendet. Beim einen früher, beim anderen später.

Nüchtern betrachtet, ist es tatsächlich so, dass alle Zellen, aus denen ein Körper besteht, eine begrenzte Lebensspanne haben. Ein ewiger Körper ist nicht vorgesehen. So bleiben die Zellen mit zunehmendem Alter im Normalfall zwar gesund, ihre Kraft nimmt jedoch langsam ab. Das ist ein ganz natürlicher Prozess. Jeder kann viel dazu beitragen, ein für den Menschen (derzeit) angemessen langes Leben in guter Gesundheit zu führen – wie das geht, beschreiben unzählige Ratgeber, Erfahrungen und Wissenschaften.

Aber wenn der Tod trotz aller Langlebigkeits-Maßnahmen nun einmal unumgänglich ist: Wie kann es uns gelingen, die Angst und den Schrecken vor dem eigenen Sterben zu nehmen? Von

Naturvölkern kennen wir das. Diese Menschen leben im Einssein mit sichtbaren und unsichtbaren Kräften und spüren, wann die Zeit zum Loslassen gekommen ist. Sie ziehen sich an einen Kraftort in die Natur zurück, lassen sich nieder, essen und trinken nicht mehr und geben sich hin. Sie lassen das geschehen, was zu geschehen hat. Eben diese vertrauensvolle Hingabe ist in unserer Gesellschaft verloren gegangen. Wir meinen, über allem stehen zu können. Die fehlende Demut nimmt dem Natürlichen die Natürlichkeit.

Vielleicht wird der Schrecken des Sterbens kleiner, wenn wir das eigene Leben ab und zu von der Warte des Sterbebettes aus betrachten. Wenn wir hinschauen und uns bewusst machen, dass es irgendwann einen letzten Atemzug geben wird. Das ist die einzige Sicherheit, die es im Leben des Menschen gibt. Im Angesicht des Todes stellt sich die Frage nach dem Wesentlichen, nach dem, was übrig bleibt, wenn all der äußere Schein wegfällt und wir ganz nackt sind. Nichts ist wohl schmerzlicher als die Enttäuschung, auf dem Sterbebett sagen zu müssen: „Hätte ich doch ..." Dort wartet ohne Erbarmen das ungelebte Leben – die Konfrontation mit allem, was man nicht gewagt hat, mit allen verpassten Gelegenheiten, die eigenen Talente und Potenziale zu leben.

Was macht es mit dir, dich auf diese Sichtweise einzulassen? Das eigene Leben von der Warte der Endlichkeit aus zu betrachten, ermutigt zu ungebremstem Mut und unbändiger Lebensfreude. Wir können so viel Freude in dem Stück Leben, das noch vor uns liegt, verwirklichen. Diese Chance, die begrenzten Tage zu gestalten, deren Anzahl wir nicht wissen, lässt vieles verblassen, das uns Ärger, Sorgen und Angst bereitet. Und es bringt viel Dankbarkeit für jeden Augenblick, jede Stunde, jede Minute. Es ermutigt, aus jeder Situation das Beste zu machen. Und noch mehr nach dem Sinn des eigenen Lebens zu streben.

Was bleibt am Ende des Lebens, wenn der Tod an deine Tür klopft? Die Werte, die du gelebt hast. Die Spuren, die du gesetzt hast. Die Erfahrungen, das, was du empfunden, gespürt, gefühlt hast. Die Freude, der Verdruss, die Leidenschaft, aus der heraus du dein Leben gestaltet hast. Alles Materielle bleibt zurück. Diese Einsicht eröffnet uns eine unvorstellbare Freiheit. Sie befreit uns vom Druck, alles haben zu müssen, alles konsumieren und erleben zu wollen und schenkt uns innere Ruhe, Gelassenheit, Zufriedenheit, Kraft. Weil es schön ist auf dieser Welt, können wir trotz allem: einfach glücklich sein.
Was ist aber mit all den vielen Menschen, die ihr Leben in langwieriger Krankheit und mit Schmerzen verbringen? Greift auch hier der Ratschlag, einfach glücklich zu sein? Das Leben vom Standpunkt der Endlichkeit zu betrachten? Nun: Es geht darum, diesen Menschen zu einem würdevollen Sein ohne Schmerzen und mit den bestmöglichen Therapien zu verhelfen. Dabei sei die Frage dahingestellt, inwieweit es tragbar ist, alle Möglichkeiten der Medizin auszuschöpfen, um einen sterbenden Menschen künstlich so lange wie möglich atmen zu machen.
Und wenn du selbst es bist, der vom Schicksal durch Schmerz, Verdruss und Krankheit gebeutelt wird? Dann baue auf die Kraft des Glaubens. Spüre den Schmerz, der durch und durch geht, dir das Herz zerreißt und den Boden unter den Füßen wegzieht. Schau dich um, wo es Trost, Kraft und Hilfe gibt. Verbinde dich mit deinen Kraftquellen, steh auf und tue, was getan werden muss. Nimm die Hand, die sich dir entgegenstreckt. Sie kann sich in den unterschiedlichsten Formen zeigen – wortwörtlich als menschliche Hand oder in dem, was dich umgibt.
Geh hinaus in die Natur und sieh den Regenbogen, der dir Hoffnung und eine Ahnung dessen zeigt, wozu du fähig bist. Weine deine Tränen und trau dich, weiter Ja zum Leben zu sagen, wie es ist.

Erinnere dich an die Schönheit der Welt, an all das Gute und Starke. Ordne dein Vermächtnis.
Singe Lieder, die noch nie jemand gesungen hat, denke Gedanken, die niemand denkt. Gehe Wege, die noch nie jemand gegangen ist. Wage Neues. Stell dich mutig deinen Ängsten. Mache Fehler, steh zu deinem Scheitern und lerne daraus. Weine deine Tränen, liebe alle mit der Liebe, die keine Bedingung stellt. Lebe mutig dein Leben: mit unbändiger Kraft, Entschlossenheit und Intensität. Verzeih dir selbst. Gib allen Frieden, denen niemand Frieden gibt, gemeinsam mit Gott. Das mag auf den ersten Blick nicht leicht klingen, und das ist es auch nicht.

„Einzig die Richtung hat einen Sinn. Es kommt darauf an, dass du auf etwas zugehst, nicht dass du ankommst."
Antoine de Saint-Exupéry

Aber so kannst du am Ende deines Lebens sagen: Ich habe gelebt. Ich habe alles gegeben, ich bin gescheitert und wieder aufgestanden, habe geträumt, gelacht und aus Freude und Verzweiflung geweint. Verrückt war ich und ausgelassen, ich habe leidenschaftlich geliebt. Ich habe die Sonne gespürt, den Wind und den Regen. Ich bin barfuß gelaufen durch taunasses Gras, habe am Lagerfeuer gesungen und in der Kälte der Nacht die wärmende Geborgenheit des Feuers gespürt. Ich bin durch tiefen Schnee gewatet und habe die Melodie der funkelnden Sterne gespürt. Ich habe mich betören lassen vom Duft der Maiglöckchen, der Schönheit der Rose und der Lebenslust der bunten Blumenwiese. Ich bin mit dem Feuer des Sonnenuntergangs verschmolzen und ins Licht des Sonnenaufgangs getaucht. Bei Kerzenschein und einem Glas Rotwein habe ich nächtelang mit Freunden diskutiert, durfte auf Freunde zählen, die da waren, wenn ich sie brauchte. Ich habe mitgefühlt

mit Menschen, die verzweifelt und traurig waren, habe getröstet und Tränen getrocknet. Bin aufgestanden nach Nächten der Verzweiflung und habe getan, was getan werden musste. Ich habe die Stille gehört und staunend den ganz kleinen Dingen achtsam meine Zeit geschenkt. Menschen haben mich unterstützt und sich mir anvertraut und ich war stets bereit, Zuversicht, Mut, Liebe und Vertrauen zu schenken. Leidenschaftlich und voller Enthusiasmus habe ich mich eingesetzt für meine Werte und Träume. Positiv war ich da, dankbar und demütig bin ich vor den Wundern des Lebens gestanden, habe quellfrisches Wasser getrunken und reine Luft geatmet, habe im Wasserfall gebadet und im frischen Heu geschlafen. Meine Arbeit habe ich mit Begeisterung und Leidenschaft gestaltet.
Du kannst dann außerdem sagen: Dies alles hat nicht mehr gekostet als die Zeit, die ich mir dafür genommen habe.
Das Leben ist wunderbar und kostbar. Es ist ein Geschenk. Erkenne, wie viel Würde darin liegt, es als solches anzuerkennen. Zu den Höhen gehören die Tiefen, zum Glücklichsein gehört das Unglücklichsein. Entscheide dich für das Glücklichsein – trotz allem, einfach so! Weil alles zwei Seiten hat und es trotzdem so schön ist auf der Welt.

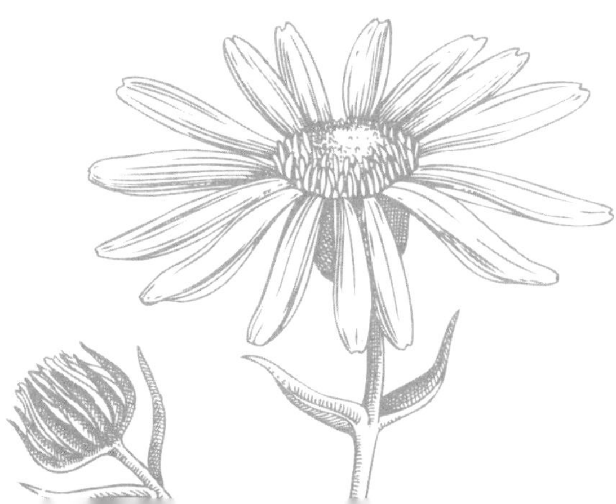

Pilgern als Lebensreise

Was macht den Wanderer zum Pilger? Ganz einfach: einzig und allein die innere Haltung im Unterwegssein. Jede Wanderung, egal wo, kann in die Tiefe des eigenen Wesens führen. Es braucht dafür nicht erst bekannte Pilgerwege. Aus vielen Wander-Fastenwochen habe ich zudem die Erkenntnis gewonnen, dass die Kombination aus Gehen und Fasten den Weg zum eigenen Selbst eindeutig intensiviert und die Wirkung auf Selbsterkenntnis und Veränderungsprozesse erstaunlich verstärkt.

„Ich setzte den Fuß in die Luft – und sie trug." Wie oft schon meditierte ich zu diesem Gedanken von Hilde Domin. Sollte ich es wagen und den Mut größer als die Angst werden lassen? Wo sollte ich das Vertrauen hernehmen, dass die Luft, in die ich meinen Fuß setzen wollte, mich wirklich tragen würde? Brauchte ich diese Sicherheit? Ich überlegte lange, bis schließlich die Sehnsucht mein Herz flutete und größer wurde als die Angst. Angepasst und brav sein, mich selbst für Beachtung und Anerkennung zu übergehen: Das trug nicht mehr.
Ich packte den Rucksack, setzte meinen Fuß in die Luft – und tat es einfach.
Daraus wurde eine Geschichte, die mich bis auf die Knochen forderte, zu mir selbst zu stehen, authentisch zu sein. Denn Pilgerwege fordern nackte Ehrlichkeit sich selbst gegenüber. Pilgern

heißt, sich vom Weg gestalten, formen, verändern zu lassen. Es heißt, sich auf die Frage einzulassen: Wenn alles wegfällt – was trägt mich dann noch?
Meine Pilgerreise begann auf dem Jakobsweg, doch ein Pilgerweg muss keineswegs eine bekannte Route sein. Schon das Wandern vor der eigenen Haustür kann zum Pilgern werden. Mit offenem Herzen und dem Vertrauen, geschehen zu lassen, was zu geschehen hat, sucht sich der Pilger keine landschaftlichen Highlights, pickt sich nicht die schönsten Etappen aus den Strecken, sucht weder Gipfel noch Rekorde, sondern geht die Wege, wie sie auf ihn zukommen.
Der Schritt beim Pilgern ist langsam. Er wird immer gleichmäßiger, ruhiger, je länger der Weg ist. Wer geht, ist in jenem Tempo unterwegs, bei dem auch die Seele mithalten kann. „Pilgern ist Beten mit den Füßen" heißt es. Genau so fühlt es sich bis heute an, wenn ich lange genug unterwegs bin. Wer bin ich, wo komme ich her, wo gehe ich hin, was gibt meinem Leben Sinn? Es sind dies dabei die Fragen, die mich auf mich selbst zurückwerfen und nach Antwort verlangen.
Lebendig sein, das Leben spüren, brennen für Werte und Ideale, wissen, wofür ich am Morgen aus dem Bett springe: Um das zu erfahren, war ich damals auf dem Pilgerweg. Ich spürte längst, dass irgendwann keine Zeit mehr sein würde für die Dinge, die ich immer schon gerne gemacht hätte. Und ich spürte, dass ich irgendwann leichter aus dieser Welt gehen würde, wenn ich meiner Sehnsucht Raum gegeben, Träume verwirklicht und alles gelebt haben würde. Ja, ich wollte alles wagen!
Diese Erfahrung habe nicht nur ich gemacht. So oder auf eine ähnliche Art lässt jeder Mensch auf Pilgerreise es zu, dass der Weg ihn gestaltet. Es ist die radikale Einfachheit, die verändert. Im Rucksack ist alles, was die Pilgerin braucht. Und jeden Tag laufen die gleichen Rituale ab: schlafen, aufstehen, den Rucksack packen und schultern, gehen, rasten, Begegnungen, Gespräche

genießen, gehen, ein Bett suchen, duschen, Wäsche waschen, essen, schlafen.
Unterwegs will niemand etwas von mir. Bedürfnisse zu spüren, ist meine Herausforderung geworden: die Müdigkeit, den Hunger, den Durst, die Angst und die Freude, meinen Körper, die Knochen, die Erschöpfung, die Schultern, Muskeln und meine Gefühle. Manchmal ist es Wut, Traurigkeit. Und meine Gedanken, die oft mit meinem Leben jenseits des Pilgerns zu tun haben. Der Abstand bringt Klarheit hinein.
Wenn ich heute in meinem Alltagstrott und wieder mal recht oberflächlich dahinlebe, dann überkommt mich die Sehnsucht, meinen Füßen freien Lauf zu lassen. Gehen, gehen, gehen. Im Gehen mich selbst zu verlieren, im Gehen mich selbst zu spüren. Mein Denken und mein Tun verlangsamen sich; ich nehme im Innen und im Außen vieles wahr, was in der Schnelligkeit keinen Platz hat. Weil ich zulasse, dass die Seele sich einmischt und Gott erfahrbar wird. Dann erlebe ich tiefe Freude und Dankbarkeit, kann einfach grundlos glücklich sein. Da ist so vieles, das sich mitteilen will: die Weite, der Einklang, das Gefühl, eingebettet zu sein in eine große, alles übersteigende Ordnung. Gott? Ja, pilgern ist Gotteserfahrung. Über die Sinne reißt sie mich aus eingefahrenen Bahnen und es erschließt sich mir jene Parallelwelt, die eine stumme und taube Seele mir vorenthält.
Plötzlich streichelt die sanfte Brise mein Gesicht, der Wind fährt durch mein Haar, der Duft des taunassen Waldbodens betört meine Nase, der Tanz der Schmetterlinge im Rhythmus des Vogelgesangs beschwingt meinen Schritt. Ich fühle, spüre, schmecke, rieche, höre, und jeder einzelne Augenblick wird bunt und spannend zugleich, denn in allem vibriert Lebendigkeit. Das Höchste ist spürbar.
Es entsteht das schöne Gefühl, Zeit zu haben. Zeit, die nicht verplant, vollgestopft ist. Zeit, sich zu spüren. Zeit für ein Gespräch am Wegesrand, Zeit, die Seele baumeln zu lassen. Dies schafft

Abstand und Klarheit. Wesentliches wird erkennbar, und dies schafft Möglichkeiten zur Veränderung. Was ist mir wirklich wichtig in dem Stück Leben, das mir bleibt? Ich habe es bereits erwähnt: Das Leben vom Tod her zu betrachten, gibt ihm einen neuen Wert. Zu erkennen, dass die Zeit recht kurz sein könnte, relativiert vieles. Denn ich möchte diese kurze Zeit doch mit Freude und Sinn füllen, der Lust zu leben Nahrung und Feuer geben.

Am Ende meiner ersten Pilgerreise stand ich dann plötzlich da, auf dem großen Platz vor der Kathedrale in Santiago de Compostela. Nach wunderbaren Wochen der Freiheit, der Leichtigkeit, der Dankbarkeit erfasste mich Panik. Wo war die überwältigende Freude, die ich erwartet hatte? Ernüchterung machte sich breit, der Boden unter den Füßen wankte. Und jetzt?

Heimkommen war eine Herausforderung, eine sehr große sogar. Mir wurde bewusst: Nein, so weiterleben wie vor meinen Pilgererfahrungen, das ging nicht mehr. Ich kam in mein gewohntes Umfeld zurück und die Erwartungen meiner Umgebung, wie ich zu sein, zu funktionieren hatte, hatten sich nicht verändert. Nur ich hatte mich verändert. Wie sollte das zusammenpassen? Wie würde mein Umfeld jetzt mit mir klarkommen? Eigentlich wusste ich selbst nicht, was ich verändern wollte. Das musste sich erst zeigen. Schritt für Schritt, so wie beim Pilgern. Es war ein steiniger, langer Weg, bis sich die Veränderungen in meinem Leben manifestieren konnten. Aber es hat sich gelohnt.

Pilgern war immer schon der Beginn eines Abenteuers mit ungewissem Ausgang, aber einem großen Ziel: das Heil der Seele zu finden.

Und ich pilgere weiter. Mein Lebensweg ist zum Pilgerweg geworden.

Gesund essen und trinken

Einfachheit ins eigene Leben zu bringen, betrifft einerseits die innere Grundhaltung. Einige wichtige Bausteine aus diesem Bereich habe ich in den vorherigen Kapiteln vorgestellt. Einfachheit bezieht sich aber auch auf die alltägliche, materielle Ebene: unter anderem die Ernährung. Sie ist eine ebenso wichtige tragende Säule für unser Wohlbefinden. Wenn du Einfachheit in deine Küche bringst, nimmt das viel Hektik und Stress aus dem Leben. Aus gesunden und natürlichen Lebensmitteln mit Hausverstand nahrhafte Gerichte zu zaubern, spielt hierbei in der Einfachheit eine wichtige Rolle. Diesem Thema widme ich die nächsten Kapitel. Hier geht es um gesunde Nahrung, die richtige Einstellung zum Essen und Trinken, das rechte Maß und die biologischen Hintergründe, die für ein gesundes Leben ausschlaggebend sind.

Über Nahrung und Wasser nehmen wir nicht nur Energie zu uns, sondern auch eine Reihe von Vitalstoffen und Spurenelementen. Unser Körper verarbeitet sie im Stoffwechsel, indem er einerseits Energie gewinnt und andererseits Ungebrauchtes oder Abfallstoffe wieder aus den Zellen entfernt und abtransportiert.

Wasser: die Lebensgrundlage

Dabei spielt Wasser eine wesentliche Rolle. Fehlt dem Körper das Wasser, gelangen zu wenig Nährstoffe in die Zellen, während zugleich die unnützen, schädlichen Stoffe nicht ausgeschieden werden können. Wenn wir viel schwitzen – in der Sauna, beim Sport, in der Hitze, bei Durchfallerkrankungen usw. –, muss logischerweise dieser Flüssigkeitsverlust ausgeglichen werden. Durstgefühl ist ein Signal unseres Körpers, dass die Salzkonzentration im Blut zu hoch ist und es durch Wasserzufuhr verdünnt werden muss. Ist wiederum zu wenig Salz da, reguliert sich der Körper dahingehend, dass er viel Urin ausscheidet. Wie kann ich erkennen, ob ich genug getrunken habe? Nun, eine allgemeingültige Regel gibt es nicht, nur viele Empfehlungen: zwei Liter, drei Liter ... Auch in diesem Fall ist der Körper selbst unser bester Ratgeber. Du kannst den Zustand deines Wasserhaushaltes selbst testen, indem du zwei Gläser Wasser trinkst. Wenn du nach einer Stunde in etwa die gleiche Menge Urin ausscheiden kannst, dann bist du im Gleichgewicht. Auch die Farbe und Konzentration deines Urins gibt Aufschluss darüber: Dunkler Urin und ein starker Geruch bedeuten, dass du zu wenig getrunken hast. Der Urin soll hell, strohgelb und fast geruchlos sein.

Slow Food: Yoga des Essens

Nicht nur, *was* wir essen und trinken, sondern auch *wie* wir das tun, wirkt sich auf unseren Körper und unsere Gesundheit aus. Es macht einen Unterschied, ob wir unser Essen hinunterschlingen oder bewusst, achtsam essen und genießen. Wenn wir unser Essen riechen und schmecken, es langsam kauen und dadurch im Mund schon auf die Verdauung in Magen und Darm vorbereiten, können die Inhaltsstoffe besser aufgespalten und in

Energie umgewandelt werden. Außerdem nehmen wir beim achtsamen Essen das Sättigungsgefühl viel besser wahr, das sich nach ca. 20 Minuten einstellt, als wenn wir schlingen oder essen, während wir nebenbei irgendetwas anderes tun. Wir wünschen uns Mahl-Zeit, also Zeit zum Mahlen, nicht Schling-Zeit, Zeit zum Verschlingen.

Frei nacherzählen möchte ich hier die Gedanken zum „Yoga des Essens" von Omraam Mikhaël Aïvanhof:

Anstatt viel Zeit dafür zu verwenden, Entspannungsübungen zu machen, Yoga, Zen- oder Transzendentale Meditation zu praktizieren, hast du jeden Tag – ohne zusätzlichen Zeitaufwand – die Gelegenheit, eine Übung durchzuführen, die alle Zellen entspannt, konzentriert und harmonisiert. Sie ist so einfach und wirksam: Kauen lernen!

Essen ist für viele von uns zur Nebensache geworden. Das intuitive Wissen über die Bedeutung des Essens als Ritual ist verloren gegangen. Wir essen vor dem Fernseher, beim Zeitunglesen, im Stehen, im Gehen, besprechen Geschäfte und streiten sogar, während wir essen. Wir reden, diskutieren, schlucken, ohne zu kauen. Und nach dem Essen wissen wir nicht, wie die Speisen geschmeckt haben, spüren nicht, wann wir satt sind. Nach so einer Mahlzeit fühlen wir uns müde, erschöpft, ohne Energie und lustlos, träge. Sei ehrlich: Auch du isst ab und zu – vielleicht sogar oft –, ohne mit den Gedanken dabei zu sein, stimmt's? Wer aber richtig zu essen weiß, ist nach der Mahlzeit hellwach und gut gelaunt.

Was heißt es, richtig zu essen? Dabei geht es um so viel mehr als die eigentliche Nahrungsaufnahme: Sobald du dich an den Tisch setzt, nimm einen tiefen Atemzug und verjage alle Gedanken, die dich daran hindern, in Harmonie zu essen. Eine tiefe Verbindung mit dem Essen beginnt mit der Würdigung des Essens und des Kochs bzw. der Köchin. Wenn du dich vor Beginn der Mahlzeit mit dem Gefühl der Dankbarkeit verbindest, erhält dein Essen

eine völlig andere Qualität. Würdige auch die Menschen, die mit dir gemeinsam essen. Es ist ein Geschenk, gemeinsam in Ruhe und Frieden essen zu können.
Auch das Tischgebet hat einen tiefen Sinn; es gibt dir Gelegenheit, dich mit deinen Gedanken auf das Essen einzustimmen. Wenn es dir nicht gleich gelingt abzuschalten, warte so lange mit dem Essen, bis du zur Ruhe gekommen bist. Denn wie soll dein Körper die Nahrung vertragen können, wenn du sie unruhig, zornig, angespannt, voller Hast und Aufregung zu dir nimmst?
Nimm dir Zeit. Genieße dein Essen mit allen Sinnen: Schaue, rieche, schmecke, lass die Nahrung im Mund zergehen, kaue ausgiebig, nimm zwischendurch immer wieder einen tiefen Atemzug. Dieses achtsame Verhalten überträgt sich dann automatisch auf alle deine Tätigkeiten während des ganzen Tages. Wenn es dir gelingt, ganz ruhig und genussvoll zu essen, wirst du alle Herausforderungen, die an dich gestellt werden, genau so ruhig und gelassen bewältigen.
Durchflute dein Essen mit liebevollen Gedanken, verbinde dich mit Dankbarkeit: mit der Natur, die dafür sorgt, dass es dir an nichts fehlt, mit den Bauern, die anbauen, dem Koch, der Köchin und mit allen, die mit deiner Nahrung zu tun gehabt haben. Sei dir bewusst, dass nicht alle Menschen genug zu essen haben und auch unsere Vorfahren Hunger und Armut kannten.
Iss in Frieden und Harmonie und du ...

- kannst Probleme leichter lösen;
- machst weniger Fehler;
- fühlst dich entspannter, gelassener und gelöster;
- erlebst deine Beziehungen friedlicher und harmonischer;
- wirst von Lebensfreude durchströmt;
- hast unerschöpfliche Energie zur Verfügung.

Menschen, die das Essen genießen können, genießen auch das Leben.

Wertvolle Nahrung

Jeder lebende Körper braucht Energie, um seine Zellen zu erhalten oder zu erneuern, um zu wachsen oder sich anderweitig zu verändern, sich zu bewegen und Tätigkeiten auszuführen. Diese Energie nehmen wir über Nahrung und Flüssigkeiten auf. Deshalb frage dich, wenn du isst: Gibt mir dies Kraft, nährt dies meine Zellen oder ist es nur ein Gaumenkitzel? Ist es ein Stopfmittel, das den Bauch füllt oder macht es mich lebendig, weil es *Lebens*-Mittel ist? Eine gesunde, abwechslungsreiche und möglichst naturbelassene Ernährung ist in Kombination mit genügend Wasserzufuhr die beste Voraussetzung für ein gesundes Leben und eine gute Vorbeugung gegen Krankheiten.

„Wirkliches Leben entsteht durch kleine, aber kontinuierliche Schritte."
Jens Lehrich

Dabei kennen wir wohl alle das Gefühl, hungrig zu sein. Es mag nicht angenehm sein, doch zugleich ist erstaunlich, was der Körper in der Hungerphase alles leisten kann: Die Sinne schärfen sich, die Muskelkraft nimmt zu, man hat die meiste Ausdauer und Kraft. Ein voller Bauch studiert nicht gerne und keinem Sportler würde einfallen, sich vor einem Wettkampf oder einer Trainingseinheit mit Essen vollzustopfen. Hingegen gibt es wohl keinen größeren Genuss, als sich nach großer Anstrengung hungrig einer Mahlzeit hinzugeben. Bereits der Duft von frisch Gekochtem regt den Speichelfluss an, entspannt und weckt Wohlgefühl und Freude. Wie viel hat doch auch Sattsein mit Zufriedensein zu tun.

Jedoch essen die meisten Menschen zu viel: Von einem Drittel leben sie, von zwei Dritteln lebt der Arzt, so sagt man. Dazu müssen wir wissen, dass das Verdauen Schwerstarbeit für den Körper ist. Ungefähr 30 Prozent seiner Gesamtenergie verbraucht er für diese Anstrengung. Durch eine ausgewogene Mischung an Nahrung und ein gesundes Maß bei der Portionierung können wir ihm den Prozess zumindest teilweise erleichtern.

„Was ist mit Nahrungsergänzungsmitteln?" mag man sich jetzt fragen. Ja, diese braucht es in Ausnahmesituationen wie Krankheit, in Zeiten großer Anstrengung und Herausforderung, bei traumatischen Erlebnissen oder manchmal auch als Ausgleich für einseitige Ernährung. Ansonsten sind derartige Ergänzungsmittel ein Milliardengeschäft für die Industrie. Sich abwechslungsreich und hochwertig zu ernähren, ist der genussvollere und langfristig eindeutig einzige Weg, um topfit und kerngesund steinalt zu werden.

Der Mensch als bioelektrisches Wesen

Unser Körper, der Mensch, ist ein biologisches Wesen, keine Maschine. Wir sollten uns darüber im Klaren sein, dass Gesundheit keine reine Zusammensetzung aus der Zufuhr von Kalorien und Nährstoffen ist. So ist jede Pflanze, alles, was wächst und gedeiht, nicht nur Materie und Inhaltsstoffe, sondern auch ein Zusammenspiel von Licht, Farbe und Wachstum, mit einer ungeahnten, unsichtbaren Energie als Motor: den Biophotonen. Biophotonen sind gespeichertes Sonnenlicht. Die menschliche Zelle wird aufgeladen und gespeist, nicht nur durch Mineralstoffe und Vitamine. Es braucht dazu außerdem das Licht und die Wärme der Sonne.

Pflanzen, die kein Sonnenlicht erhalten, wachsen spärlich und so geht es auch dem Menschen. Innerlich wie äußerlich verblasst er und läuft energiemäßig auf Sparflamme. Die Sonne sendet elektromagnetische Energie, die sie durch die Photosynthese in Chlorophyll umwandelt. So erhält die Zelle jene elektromagnetischen und chemischen Impulse, die sie strahlen lässt und die als Signal dafür gesetzt werden, dass die Zelle weiß, was sie zu tun hat, immer zum Besten für den gesamten Organismus. Die Kirlianfotografie ist ein spezielles Verfahren, in dem diese Strahlung sichtbar gemacht wird. Und auch der Autor Masaro Emoto sieht in den Wasserkristallen die Harmonie, die strahlt oder nicht strahlt. So können wir verstehen, dass all die Wunderpulver und -tabletten, die in Laboren industriell hergestellt werden, zwar dankenswerterweise kurzfristig ein Defizit auffüllen können. Sie sind aber keine langfristige Lösung, um gesund, strahlend, fit und lange zu leben.

„Verzicht nimmt nicht. Verzicht gibt. Er gibt die unerschöpfliche Kraft des Einfachen."
Martin Heidegger

Der Körper im Gleichgewicht

Nach dieser allgemeinen Einführung widmen wir uns dem besonderen Thema einer ausbalancierten Ernährung – mit anderen Worten, dem harmonischen Gleichgewicht zwischen Säuren und Basen, die jeder Mensch für sein optimales Gedeihen und seine Lebendigkeit braucht. Wird dieses Gleichgewicht nicht beachtet, heißt es früher oder später: sauer – sehr sauer – übersauer.

Wir alle tun Dinge, die unserem Organismus und unserem Gemüt entweder guttun – oder nicht guttun. Das trifft nicht nur beim Essen zu, sondern auf allen Ebenen unseres Seins. Im Körperlichen beeinflussen wir durch Nahrung, Bewegung und Lebensweise unser Wohlbefinden. Durch unsere Gedanken und Einstellungen beeinflussen wir das Geistige, und das seelische Wohlbefinden wiederum hängt mit unserem spirituellen Rückhalt zusammen. Alles, was uns nicht guttut, bildet Säuren und in allem, wo wir nicht unserer Natur folgen, bahnt sich krankmachende Übersäuerung an.

Was ist mit Übersäuerung gemeint?

Der Name sagt es schon: zu viel Säure. Das wiederum wirft die Frage auf: Was heißt „zu viel"?
Hier kommt der pH-Wert auf den Plan. Damit kann jede Materie auf den Gehalt von Säure und Basen untersucht werden. Die Skala, mit der dieser Wert gemessen wird, reicht von 0 bis 14, in der Mitte liegt mit 7 der neutrale Wert. Alles unter 7 ist sauer, alles über 7 ist basisch. Damit alle Prozesse im Körper gut funktionieren können, brauchen sie das optimale Milieu. Schon geringe Abweichungen machen dem Körper schwer zu schaffen. Nicht umsonst sagt man sprichwörtlich „Ich bin sauer" oder „Ich bin ausgelaugt".
Bereits Otto Heinrich Warburg erklärt in seinem Buch „Metabolismus des Krebses" den Zusammenhang zwischen Krankheitsentstehung und einem sauren Milieu. 1931 erhielt er den Nobelpreis für den Nachweis, dass Krebszellen und generell Krankheitserreger ein saures Milieu brauchen. Dies lässt sich so erklären: Übersäuerung nimmt den Zellen den Sauerstoff, da Säure Sauerstoff abweist. Basen hingegen ziehen Sauerstoff an. Jede gesunde Zelle braucht ihn; einzig und allein Krebszellen brauchen keinen Sauerstoff zum Leben. Tumorzellen brauchen

Glukose und Sauerstoffmangel – also genau die Bedingungen, die bei Übersäuerung entstehen.

80 Prozent unseres Körpers müssen basisch sein, damit seine Funktionen nicht auf Sparflamme laufen, sondern optimal funktionieren können. Konkret bedeutet das, dass folgende menschliche „Bausteine" basisch sind: Speichel, Zwölffingerdarm, Dünndarm, Galle, Bauchspeicheldrüse, Bindegewebe, Blut, Fruchtwasser, Sperma, Gehirnflüssigkeit, Lymphflüssigkeit und Bindegewebe. Neutral sind lediglich das Muskelgewebe und die Haut. Leicht sauer sind der Dickdarm und das Scheidenmilieu, stark sauer ist der Magen. Abweichungen im pH-Wert können drastische Folgen haben. Sinkt der pH-Wert des Herzmuskels etwa auf 6,2, kommt es zum Herzinfarkt. Weicht der pH-Wert des Blutes ins Saure ab, kommt es zur tödlichen Azidose. Doch auch eine Abweichung ins Basische und die Entstehung einer sogenannten Alkalose ist tödlich. Am wichtigsten ist also der pH-Wert des Blutes, bei dem es nur einen minimalen Spielraum gibt und der unter allen Umständen zwischen 7,35 und 7,40, also basisch gehalten werden muss.

„Jeder kann zaubern, jeder kann seine Ziele erreichen, wenn er denken kann, wenn er warten kann, wenn er fasten kann."

Hermann Hesse, Siddhartha

Wenn nun aufgrund unserer Ernährungs- und Lebensweise ständig zu viel Säure aufgenommen wird, fühlen wir uns müde, schlecht gelaunt, energie- und antriebslos. Doch das ist nur die eine Seite – hinzu kommt, dass die Übersäuerung zu den unterschiedlichsten Krankheiten führen kann.

Denn bei zu hohen pH-Werten herrscht in den Organen Hochbetrieb. Der Säureüberschuss muss neutralisiert werden und dazu werden Mineralstoffe benötigt. Der Körper muss also alles an Mineralien zusammensammeln, was er nur finden kann, um den pH-Wert des Blutes basisch zu halten. Er löst sie aus Knochen, Knorpel- und Bindegewebe, Blutgefäßen, Zähnen, Sehnen, dem Haarboden. So entsteht einerseits ein Mineralstoffmangel, der Konsequenzen mit sich bringt: Die Knochen werden brüchig, die Adern rissig. Andererseits kommt es zu einer Verschlackung des Körpers, denn alles, was an Säuren nicht neutralisiert und ausgeschieden werden kann, muss gelagert werden. Der Körper legt gewissermaßen (Sonder-)Mülldepots an. Teils werden die überschüssigen Säuren auch kristallisiert: Es entstehen Gallen-, Nieren- oder Blasensteine.

Herzinfarkt, Schlaganfall, Osteoporose, Arthrose, Gicht und Rheuma, viele entzündliche Prozesse und Hautkrankheiten: Dies ist nur eine Auswahl möglicher Folgen von jahrzehntelanger, schleichender Übersäuerung. Wie bereits erwähnt, ist aber schnell auch die Psyche betroffen. Der Mensch fühlt sich ausgelaugt, energielos, ermüdet sehr schnell, ist trotz Schlaf nie erholt und wird melancholisch bis zur depressiven Verstimmung. Über Jahre und Jahrzehnte hinweg versucht der Körper in Schwerstarbeit also alles, um einen Basenmangel zu kompensieren und die Balance zu halten. Schleichend machen sich die ersten Wehwehchen bemerkbar, schleichend kommen immer mehr dazu. Jede chronische Krankheit beginnt zunächst meist mit versteckter Übersäuerung, die der Körper nicht mehr imstande ist auszugleichen. Damit beginnt ein Teufelskreis, den zu durchbrechen so einfach wäre!

Denn auch wenn der Körper bei Übersäuerung gewissermaßen Mineralstoffraub aus anderen Geweben betreibt, ist es doch faszinierend: Sobald er wieder Mineralien-Nachschub in ausreichender Form bekommt, gibt er die „ausgeliehenen" Mineralien sofort zurück. Das heißt: Wir können aktiv gegensteuern! Mit einem ausgewogenen Säure-Basen-Verhältnis von 20:80

schaffen wir die Grundlage für Gesundheit, Leistungsfähigkeit und Wohlbefinden.
Eine gesunde Ernährung soll also basenüberschüssig sein. Der Körper braucht nur 20 Prozent Säuren. Das Problem: Die Lebensweise der westlichen Gesellschaft ist bei vielen Menschen sehr sauer und weit über diesem Richtwert. Woran liegt das?

Warum wir sauer sind

Unser Körper besteht zu mehr als 70 Prozent aus Wasser - wir kommen aus dem Meer. Das Meerwasser hat einen pH-Wert von 8 bis 8,5, liegt also eindeutig im basischen Bereich. Unser Körper besteht aus sehr sauren Bereichen und basischen Bereichen, mit einem Durchschnitt von 80 Prozent Basen und 20 Prozent Säuren. Befinden wir uns mit unserer Lebensweise in diesem Verhältnis, ernten wir dafür Wohlbefinden, Energie, Gesundheit.
Was trägt nun dazu bei, dass ein Großteil der Menschen in unserer Gesellschaft nicht in dieser Balance, sondern eindeutig stark übersäuert lebt?
Viele Faktoren können Menschen sauer machen. Die Nahrung, über die wir uns Säuren zuführen, ist einer davon. Darüber hinaus tragen jedoch auch unser passiver Lebensstil, unsere psychische Verfassung und unsere sorgenvollen Gedanken zur Übersäuerung bei. Sollte man eine Liste der Übersäuerungsfaktoren in eine sinnvolle Reihenfolge bringen, würde sie wie folgt aussehen:

1. Stress;
2. Ärger, Sorgen, Neid, unterdrückte Wut;
3. negative Gedanken;
4. Bewegungs- und Sauerstoffmangel;
5. einseitige, säurebildende Ernährung.

Diese Liste gibt schon einmal einen kurzen Überblick über die Einflüsse, auf die du achten kannst, wenn du gesund und im Säure-Basen-Gleichgewicht leben willst.

Zurück zur Basis anstatt sauer werden: die besten Basenbildner

Analog zur vorhergehenden Liste können wir auch hier eine Reihenfolge festlegen, durch welche Lebensweise und Einflüsse wir uns gesund, energievoll und lebendig halten können. Sie sind dir in diesem Buch bereits begegnet, sollen aber dennoch hier noch einmal im Überblick genannt sein. Da sie so wichtig sind, wollen wir sie sichtbar ins Zentrum stellen:

Lebensfreude, Begeisterung, Zufriedenheit
Sinn spüren im eigenen Tun
Ein solides soziales Netzwerk
Entspannung, Schlaf und Bewegung
Genießen als Lebenshaltung
Atmung
Positive Lebenshaltung und kraftvolle Gedanken
Frische Luft, Sonne, Wind und Wasser
Ernährung

Fasten für Körper, Geist und Seele

Wer stark, jung und gesund bleiben will, sei mäßig, übe den Körper, atme reine Luft und heile sein Weh eher durch Fasten als durch Medikamente.
Hippokrates

Das Fasten gewinnt immer mehr an Bedeutung für Menschen, die bereit sind, die Verantwortung für ihre eigene ganzheitliche Gesundheit und ihr Wohlbefinden zu übernehmen. Eine Zeit des Verzichts einzuhalten, ist nämlich Ausdruck einer selbstbestimmten, reifen, erfüllten und bewussten Lebensführung. Das Fasten öffnet uns den Weg in jene Einfachheit, die den Blick für das Wesentliche wieder frei macht. Meist ist es die Sehnsucht nach den ganz simplen Dingen, die im überfüllten Kühlschrank und Alltag verloren gegangen sind. So erfahren wir tief in uns, dass die Natur uns alles schenkt, was wir für ein gesundes und langes Leben brauchen.
Wenn es höchste Zeit ist auszubrechen aus vielen unbedachten Gewohnheiten, die uns aus dem Gleichgewicht gebracht haben, dann bringt uns eine Fastenzeit wieder in Kontakt mit unseren wahren Bedürfnissen. Denn es ist der Überfluss, durch den die heutige Gesellschaft das wohltuende rechte Maß verloren hat. Von vielem zu viel, von anderem zu wenig: Zu viel Hektik und Stress, zu viel Essen, zu wenig Achtsamkeit, Bewegung, Ruhe und Entspannung sind die Krankmacher unserer Zeit. Das Fasten räumt auf, ordnet, klärt, heilt. Einfach – einfacher – fasten.

Fasten für den Körper

Vorsorgen ist besser als heilen! Es gibt kaum eine wirksamere Entschlackungs-, Entsäuerungs- und Entgiftungsmaßnahme als das Fasten. Beispielsweise grenzt die Regeneration einer vorgeschädigten Leber auf diese Weise an ein Wunder. Die durch unsere westliche Lebensweise bedingte Übersäuerung des Körpers ist Auslöser für die gängigsten Wohlstandskrankheiten unserer Zeit: Ablagerungen in Blutgefäßen und Gelenken und damit verbundene Schmerzen, Bildung von Gallen-, Blasen- und Nierensteinen, Gicht und viele rheumatische Erkrankungen, hoher Blutdruck, erhöhte Blutzucker- und Blutfettwerte, chronische Müdigkeit und Energielosigkeit. All dem kann das Fasten entgegenwirken. Es führt zudem zur Gewichtsabnahme, wodurch Herz, Gelenke, Wirbelsäule und Füße entlastet werden. Auch Hautprobleme erfahren deutliche Besserung.

Nicht zuletzt in der Wissenschaft finden Fastenkuren mittlerweile großen Zuspruch. 2012 hat beispielsweise der italienische Zellbiologe Dr. Valter Longo, Professor für Gerontologie und Biologie an der *University of Southern California*, belegt, wie sehr das Fasten die gesunden Zellen stärkt und kranke schwächt. „Das Fasten ist ein Albtraum für die Krebszellen", so Professor Longo in seiner Studie, die in der Zeitschrift *Science* veröffentlicht wurde. Tatsächlich gilt das Fasten seitdem nicht nur in den USA vielen Onkologen als ideale komplementäre Behandlung während einer Chemotherapie. Denn es schützt nicht nur die gesunden Zellen vor dem Chemiecocktail, es macht auch die Krebszellen schwächer.

Nichts stärkt das Immunsystem so nachhaltig wie regelmäßiges Fasten. Der Hintergrund: Gerät der Organismus durch eine Hungersituation in Bedrängnis, so mobilisiert er seine ganze Kraft; er zentriert alle Energie in das Gesunde und eliminiert alles Schwache. Der gesamte Fokus richtet sich nur auf eines:

Überleben! Auch Professor Dr. Andreas Michalsen von der Berliner Charité hat das Fasten im klinischen Alltag geprüft. Er stellte dabei so gute Ergebnisse fest, dass er vor laufenden Fernsehkameras verkündete, wenn er mit irgendeinem Medikament auch nur annähernd solche Resultate erzielen könnte, würden die Geldgeber Schlange stehen. Da es sich aber um kein Medikament, sondern lediglich um Fasten handle, müsse er die Forschungen aus Geldmangel abbrechen. Die Pharmaindustrie tut ihr Übriges, um das Fasten in Verruf zu bringen, da (insbesondere chronische) Krankheiten sehr einträglich und gewinnbringend sind.

Zwar scheint es zunächst kontraintuitiv, auf Essen zu verzichten. Doch die Fähigkeit, lange Hungerperioden zu überstehen, hat das Fortbestehen der menschlichen Rasse im Laufe der Jahrhunderte ermöglicht. Ein Leben ohne feste Nahrung für eine begrenzte Zeit ist in unseren Genen gespeichert. So besitzt der Mensch zwei verschiedene Energieprogramme: einmal für Zeiten des Überflusses die Ernährung von außen und einmal für eine Ernährung von innen. Auf Zweitere schaltet der Körper in Fastenzeiten um. So bleibt der Mensch auch ohne feste Nahrung leistungsfähig und gut gelaunt. Es bleibt uns nur das Staunen über die wunderbare Weisheit und den inneren Arzt unseres Körpers: Er baut zunächst alles Krankmachende, Belastende, Überflüssige ab. Überschüssiges Eiweiß, das Ablagerungen und Steine bildet und die Blutgefäße verstopft, nimmt er sich dabei als Erstes vor. Es beginnt eine Grundreinigung, Entschlackung und vor allem Entsäuerung. Letzten Endes geschieht Heilung. Nicht umsonst sind die ältesten, widerstandsfähigsten, friedliebendsten und gesündesten Menschen in abgelegenen Bergregionen zu finden: Dort gehört das Fasten ganz natürlich zum Jahresablauf, weil die Vorräte nicht für den ganzen Winter reichen. Das zeigt Marcus Lauk in seinem Buch „Steinalt und kerngesund".

Fasten für die Seele

Fasten, sagen die Mönche, verändert zwar nicht die Welt. Aber Fasten verändert den Menschen. Und Menschen verändern die Welt.

Jesus, Moses, Buddha, Mohammed, der heilige Franziskus: Alle haben in langen Fastenzeiten zu den Grundordnungen des Lebens gefunden. So gehört die vorösterliche Fastenzeit zur christlichen Tradition. Dass die Adventszeit in dieser Religion von jeher eine Fastenzeit war, ist ein wenig in Vergessenheit geraten. Durch Verzicht besinnen sich Menschen auf die tragenden Werte und kommen mit jener göttlichen Einheit in Kontakt, die unsere Macher-Gesellschaft verloren hat. Fasten führt zu einer tiefen Verbundenheit.

Fasten für den Geist

Fasten ist keine Schminke an der Oberfläche. Fasten ist radikal, geht an die Wurzel des Übels und ist ein tief verändernder Einschnitt in unbewusstes, krank machendes Verhalten.

Ist eine Neuordnung des Lebens notwendig geworden? Damit meine ich: einmal ganz heraustreten aus den Gewohnheiten, Bilanz ziehen, um Ungeklärtes zu klären und in Unordnung Geratenes zu ordnen. Um die Gedanken zu überprüfen und sich zu fragen: Was will ich wirklich? Es ist unumgänglich, sich immer wieder aus der Routine herauszunehmen, um eine Bestandsaufnahme über den eigenen Zustand zu machen: Wo bin ich gerade und wo möchte ich hingehen? Dazu gilt es innezuhalten, auszusteigen aus dem Alltagstrott. Denn mitten im Strudel des Geschehens ist gar nicht erkennbar, welche Last es ist, die dich im Alltag erdrückt. Die großen Zusammenhänge sind in diesem Modus nicht erkennbar. Das Fasten ist ein Heraustreten aus dem Hamsterrad, damit nicht irgendwann die Erkenntnis, nicht wirklich frei und lebendig gelebt zu haben, Verbitterung bringt. Fasten stärkt das Selbstvertrauen und schafft das Milieu für ein leichtes, gesundes, zufriedenes und bewusstes Leben in Eigenverantwortung. Verbindet man das Fasten zusätzlich mit Bewegung, Atem- und meditativen Übungen, schafft dies eine besonders wirkungsvolle Synergie.

Richtig essen = lange leben?

Die meisten Menschen wünschen sich ein langes Leben bei guter Gesundheit. Ob der Weltrekord von Jeanne Calment mit 122 Jahren zu brechen ist, darüber streitet die Wissenschaft. Aber 95 oder 100 Jahre bei guter Gesundheit und Lebensqualität seien durchaus ein realistisches Ziel, meint der Ernährungsmediziner und Internist Dr. Andreas Michalsen in einem bei Focus erschienen Artikel mit dem Titel „Der köstliche Weg zu einem langen und gesunden Leben": Darin beschreibt er seine Sichtweise von richtiger Ernährung und gesundem Fasten als Weg zu körperlichem Wohlgefühl und zur Verlängerung des Lebens. „Mit der richtigen Ernährung und Fasten können wir 20 Jahre länger leben", so Michalsen. Seine Erkenntnisse dazu, wie viel eine Wende im eigenen Gesundheitsverhalten bringt, konnte der Klinikarzt in seiner langjährigen Praxis sammeln.
Dass es darum geht, gesund und topfit zu altern, betont er nicht eigens, denn darum geht es in all diesen Studien. Nicht allein die zusätzlichen Jahre zählen, sondern vor allem die Lebensqualität dabei. Im Folgenden möchte ich Dr. Michalsens Ansätze etwas näher vorstellen. Langlebigkeit gelinge ihm zufolge vor allem mit der richtigen Ernährung:

Die weltweit größte Studie [zur Verlängerung der Lebenserwartung] übertraf alle Erwartungen. Männer, die sich ab dem 20. Lebensjahr optimal ernähren würden, gewännen demnach 13 Lebensjahre hinzu, Frauen 10,7 Jahre. (Frauen ernähren sich meist ohnehin gesünder.) Die meisten Lebensjahre steuerten bei: Hülsenfrüchte mit 2,4 Jahren, gefolgt von Vollkorngetreide und Nüssen mit 2,2 und 1,8 Jahren. Der Clou: Wenn man erst mit 60 anfängt, sich das schlechte Essen abzugewöhnen, bekommen Männer immer noch 8,8 und Frauen 8 Bonusjahre.

Die optimale Ernährung sollte dabei vor allem eines sein: vielfältig. 30 verschiedene Pflanzen pro Woche empfiehlt der Internist, um Gesundheit, Wohlbefinden und Darmflora zu fördern:

Weizen, Roggen, Hafer, Leinsamen, Reis oder Kartoffeln, Zwiebeln, Knoblauch, ein paar Blättchen Basilikum, Petersilie, Pfeffer, Oliven(öl) und Essig, der Fruchtaufstrich, Nüsse und Mandeln, Kaffee, Tee und Bitterschokolade. Es fehlen dann nur noch zehn Produkte aus dem Bereich Obst, Gemüse, Salat und Hülsenfrüchte. Ihr Mikrobiom wird es Ihnen danken.

Es ist also objektiv betrachtet gar nicht so schwer, sich gesund zu ernähren. Als Basis genüge es schon, so der Ernährungsmediziner, sich von industriell hergestellter Nahrung zu verabschieden und dadurch all die schädlichen Zusatzstoffe zu vermeiden. Überverarbeitete, übersalzene und künstlich überwürzte energiedichte Nahrung kann nicht gesund sein und birgt zudem ein hohes Suchtpotenzial. Michalsen plädiert für eine „Ernährungswende", die einerseits bessere Gesundheit bei den Menschen bewirkt und andererseits den Planeten und das Klima schützt, für Vielfalt in Tier- und Pflanzenwelt sorgt und die ökologischen Kosten reduziert. Mehr Gemüse und Kräuter, weniger Fleisch und tierische Fette sowie generell eine gesunde Ernährung kann die Lebensqualität wesentlich erhöhen und die Gesundheit über viele Jahre erhalten.

Auch ich habe in meiner Arbeit mit Menschen viele Aha-Erlebnisse bei Seminar-Teilnehmenden gesehen, die ihre Erfahrungen mit naturbelassener Ernährung gemacht haben. Mit lebendigen Nährstoffen gesättigte Zellen lassen ein ganz besonderes Wohlgefühl im Menschen entstehen, das dazu motiviert, Veränderungen in den Lebensstil einzubauen. Nach einer Fasten- oder Basenwoche sträubt sich der Körper, künstlich und industriell hergestellte Nahrungsmittel zu essen.

Besonders das Üben des ausgiebigen Kauens ist nachhaltig. „Kauen, bis jeder Bissen eine warme Suppe ist": Diesen Spruch wiederhole ich gerne immer wieder. Er lässt zwar im ersten Moment schmunzeln, aber nach dem Essen energiegeladen und keineswegs müde zu sein, zu spüren, wie gut Verdauung funktioniert – diese Erfahrung weckt die Lust weiterzumachen.

Je mehr Eigenverantwortung jeder Mensch für die eigene Gesundheit übernimmt, desto größer ist der Beitrag für sich selbst und die Welt. Das Fasten in irgendeiner Form in den Jahreszyklus einzubauen, gehört für Michalsen wie selbstverständlich dazu. Denn wie zuvor erwähnt, kann sich der Körper auf keine andere Weise auf so potente Art und Weise selbst reparieren und erneuern. Dieser Prozess wird Autophagie genannt (mehr dazu auf S. 112).

Nach dieser Eigenverantwortung lebe ich auch mein eigenes Leben. Es ist mein Ziel, alles dafür zu tun, um auch im hohen Alter noch Sinn und Freude in meinem Dasein zu finden. Ich weiß, dass nicht alles in meiner Hand liegt. Viel aber kann ich beeinflussen, um geistig und körperlich fit zu bleiben. Ich ernähre mich so, dass ich Wohlbefinden spüre, ich faste regelmäßig. Viel Bewegung, regelmäßig und moderat, singen, Freundschaften

pflegen, arbeiten, meditieren und Atemübungen gehören zu meinem täglichen Alltag. Vor allem aber will ich neugierig bleiben. Sollte es das Schicksal anders mit mir vorhaben, dann will ich dies annehmen im Wissen, dass ich bereits jetzt auf ein erfülltes, zufriedenes Leben zurückschauen kann.
Ich will im Reinen sein mit allem, was zu meinem Leben gehört, und dadurch vorbereitet, um in Frieden gehen zu können, wenn es dann so weit ist.
Das, was in meinem Buch steht, sind nicht nur leere Worte – ich lebe nach diesen Grundsätzen. Damit lege ich eine gute Basis um topfit, kerngesund steinalt zu werden.

Drei Schritte der Entschlackung nach Kurt Tepperwein

Auch für den ganzheitlich arbeitenden Arzt Dr. Kurt Tepperwein, der zu Ernährung und Fasten viele Bücher verfasst hat, ist ein langes Leben in Gesundheit das Kernthema vieler Studien und Forschungsprojekte. Grundsätzlich plädiert Tepperwein dafür, regelmäßige Zeiten des Fastens als Jungbrunnen und zur Vorbeugung von Krankheit einzuhalten. Denn auch er ist durch seine lange Erfahrung als Arzt zur Überzeugung gelangt, dass der Körper krankmachende Säuren, mit denen er akut überfordert ist und die er nicht ausscheiden oder neutralisieren kann, lagert. Er legt Depots an.
Mit der Zeit macht der Körper uns in Form von Schmerzen und gesundheitlichen Problemen darauf aufmerksam, dass wir hinschauen und der Sache auf den Grund gehen sollen. Und das nicht durch Oberflächenkosmetik mit vermeintlichen Wundermitteln, sondern mithilfe einer tiefgehenden Entschlackung durch Fasten. Je schneller und gezielter wir die Zeichen verstehen, desto rascher können wir darauf reagieren. Das tun wir, indem wir den Körper dabei unterstützen, (wieder) ins Gleich-

gewicht zu kommen. Und je früher wir damit beginnen, desto schneller verschwinden all jene Wehwehchen, die auf dieses Ungleichgewicht zurückgeführt werden können. Wer das schon einmal ausprobiert hat, weiß: Auch in diesem Prozess können wir immer wieder nur über die Weisheit des Körpers staunen.
Tepperwein beschreibt in diesem Zusammenhang außerdem einen Ansatz, der aus drei Schritten besteht:
Der erste Schritt ist die Erkenntnis, dass einiges im Leben nicht optimal läuft. Es geht darum, sich einige ebenso erfrischende wie belebende Fragen zu stellen, zum Beispiel: Was braucht mein Körper für Wohlgefühl und Gesundheit?
Der zweite Schritt ist die Durchforstung des eigenen Lebens, um die krank machenden Themen zu finden. Die große Frage ist hier: Was fehlt meinem Körper und wie soll ich als Antwort auf das, was er mir zeigt, handeln?
Der dritte Schritt ist der Wille, eine Änderung des Lebensstils konsequent durchzuziehen. Dabei basiert alles auf der Frage: Was kann und will ich in meinem Leben verändern?
Bei körperlichen Beschwerden, die auf Übersäuerung zurückzuführen sind, gilt es als Erstes, die Säure-Basen-Balance herzustellen. Das bedeutet nach Dr. Tepperwein in der konkreten Umsetzung:

1. Die Auflösung der Säuren und Schlacken durch Basentees. Dadurch werden die an Mineralstoffe gebunden Säuren wieder gelöst und der Körper gibt sie frei, um ausgeschieden zu werden.
2. Die Neutralisierung der aktivierten Säuren durch eine Basenflut. Dazu braucht es ein hohes Angebot an Mineralstoffen und Spurenelementen. Sofort gibt der Körper die frei gewordenen Mineralstoffe wieder an die unterversorgten Körperteile zurück und repariert sich damit selbst.
3. Nun beginnt die Ausscheidung der auf diese Weise neutralisierten Säuren. Dafür ist es notwendig, viel zu trinken,

am besten Wasser, Tee, Gemüsebrühen und -säfte. Ausgeleitet werden Säuren vor allem im Fasten. Wesentlich gehören dazu tiefe Atmung und viel Sauerstoff, Bewegung und Schwitzen (etwa in der Sauna), lange basische Voll- und Fußbäder mehrmals in der Woche, Wickel, basische Einläufe, Bitterstoffe, ausleitende Säfte etwa aus Artischocke, Löwenzahn, Mariendistel sowie all die Bitterkräuter und -gemüse, die uns die Natur zur Verfügung stellt.

Fasten nach Dr. Buchinger: der Königsweg

Der deutsche Arzt Dr. Otto Buchinger hat bereits in den 1920er-Jahren an sich selbst erkannt, dass das Fasten unschätzbare Vorteile für die körperliche Gesundheit des Menschen bringt. Ob es nun ein Heilfasten in Krankheit ist oder, besser noch, ein Fasten als Vorbeugung für ein gesundes Leben: Es ist ein unbezahlbarer Weg, der noch dazu nichts kostet – außer der Überwindung, es einfach zu tun.
Auch der bereits erwähnte Dr. Michalsen, der in seiner langen Tätigkeit als Arzt und Fastenforscher an die 40.000 Fastenverläufe dokumentiert hat, beruft sich auf das Fasten nach Dr. Buchinger. In seinem Buch „Ernährung, meine Quintessenz" bezeichnet er es als die Königsdisziplin der Naturheilkunde, sogar der gesamten Prävention und Gesundheitserhaltung. Er schreibt weiter, es sei einzigartig, was das Fasten in kurzer Zeit erreichen kann.

Was passiert im Körper beim Fasten? Die Wirkung des Verzichts

In den ersten 12–24 Stunden leert sich der Glykogenspeicher in der Leber und den Muskeln. Sofort bildet der Körper entzündungshemmende Fettsäuren, sogenannte Ketone. Durch diesen Fettverbrennungsstoffwechsel wird das Gehirn mit Glukose versorgt. Schnell verschwindet das Hungergefühl – eine Erfahrung, die jeden erstaunt, der das erste Mal fastet. Nach zwei Tagen hat der Körper auf den Fastenstoffwechsel und die innere Ernährung, bestehend aus Depots und Reserven, umgeschaltet und schickt kein Hungergefühl mehr.

„Die Fastenzeit soll eine Ewigkeitsminute der Stille in unserem gehetzten Leben sein."
Dr. Otto Buchinger

Hier beginnt ein spannender Prozess: die bereits erwähnte Autophagie. Mittlerweile kann man nachweisen, dass jede einzelne Zelle im Körper in dieser Hungerphase des Fastens neue Energie für die Zellheilung zur Verfügung hat. Diese Energie kann deswegen zur Verfügung stehen, weil die gesamte Verdauungsenergie stillgelegt ist. Jede beschädigte Zelle repariert sich selbst, indem sie Beschädigtes und Krankes isoliert, abstößt und erneuert. Wenn man so will, geschieht etwas Unerklärliches. Doch sobald man die Evolutionsgeschichte des Menschen betrachtet, ist es nicht mehr ganz so verwunderlich. Denn in all den Jahrtausenden gab es in regelmäßigen Abständen Zeiten, in denen zwangsläufig kein Essen zur Verfügung stand: lange Winter, in denen die Vorräte irgendwann aufgebracht waren, Hungersnöte, Missernten, Kriege. Der Körper hat sich diese Zeiten zunutze gemacht, um Heilung geschehen zu lassen.

Durch den bewussten Verzicht wird eine Reihe von heilenden Prozessen in Bewegung gesetzt, eine Art Selbstreinigungsmechanismus. Dieser senkt den Insulinspiegel und lässt zugleich den Fettabbau anlaufen. Generell fängt der Körper mit der Generalreinigung bzw. seinem „Frühjahrsputz" dort an, wo er am meisten belastet ist, sprich, wo Krankmachendes sitzt. Er vergreift sich nicht an lebensnotwendigen Organen oder Muskeln –

dies geschieht erst, wenn alle Depots geleert und Reserven aufgebraucht sind. Das Immunsystem bekommt durch das Fasten einen Energieschub sondergleichen, denn die Stressresistenz der Zellen wird gesteigert und die Neubildung von Zellkernen angeregt. Der Verdauungsapparat wird entlastet, kann sich erholen und die Darmgesundheit wird gefördert. Zucker- und Fettstoffwechsel werden stabilisiert und an die Normwerte angeglichen, erhöhter Blutdruck normalisiert sich, Gelenke werden in kurzer Zeit schmerzfrei, wenn Ablagerungen die Ursache sind, und jeglichen im Körper vorhandenen Entzündungen wird die Ursache entzogen. Doch hier endet die Liste noch nicht: Des Weiteren erhalten die Augen ihre Strahlkraft zurück, die Haut wird gereinigt, geheilt und erhält jugendliche Frische. Wer fastet, erlebt oft nicht nur eine innere Reinigung, sondern auch eine sichtbare äußere Veränderung.
Fasten ist jedoch nicht nur in unseren Genen gespeichert, sondern auch durch die Religion in unserer Kultur verankert. Damit kann zugleich der ganzheitliche Aspekt des Fastens begründet werden.

Verzichten, um zu gewinnen

Ein Aspekt gehört ganz wesentlich zum Heilfasten ebenso wie zum Fasten für Gesunde: ganzheitliches Gesundheitstraining, das Körper, Geist und Seele umfasst. Die Langzeitwirkung einer „Fasten für Gesunde"-Woche, wie sie von Dr. Buchinger propagiert wird, ist enorm. Vielen Menschen gelingt durch eine Woche bewussten Verzichts eine Umstellung unguter Lebensgewohnheiten hin zu neuen, wohltuenden Routinen.
Die Gewichtsreduktion ist ein wesentlicher Faktor für Gesundheit und kann nach dem Fasten gehalten werden, wenn eine Umstellung der Ernährung und weiterer Lebensgewohnheiten gelingt. Die Chancen dafür stehen gut, denn: Erfahrungsgemäß

sind Menschen nach einer Fastenkur bereit und motiviert für Veränderung. Durch die Bank schwärmen die Fastenden von mehr Energie, verbesserter geistiger Klarheit und einem rundum gesteigerten Wohlbefinden. Nicht umsonst mache ich immer wieder die Erfahrung: Wer einmal gefastet hat, bei dem kommt das Bedürfnis zu fasten immer wieder zurück.

Ein Fasten für Gesunde ist als Vorbeugung für Menschen gedacht, die Verantwortung für ihre Gesundheit übernehmen wollen. Besonders empfiehlt es sich für all jene, bei denen sich schleichend Wohlstands-Wehwehchen und leichtere Beschwerden bemerkbar machen. Sie können unter der Anleitung von ausgebildeten, erfahrenen Fastengruppenleitern problemlos fasten – aber auch allein zu fasten, ist kein Problem. Denn das Fasten ist so etwas Natürliches, dass ein gesunder Mensch es jederzeit und überall angehen kann.

Im Krankheitsfall muss das Fasten immer von Ärzten begleitet werden. Nicht jedem ist das Fasten jedoch bedingungslos zu empfehlen: Bei Untergewicht, Essstörungen, Schwangerschaft und Stillzeiten, Diabetes, Leber- und Niereninsuffizienz sowie psychiatrischen Erkrankungen darf nicht gefastet werden. Für diese Leiden gibt es wiederum viele Möglichkeiten, durch Reduktionsdiäten – ausgenommen bei Untergewicht o. Ä. – ähnliche Erfolge zu erzielen. Wie bereits erwähnt, ist ärztliche Unterstützung in solchen Fällen unerlässlich.

Dabei haben sich aus dem Fasten nach Dr. Buchinger unzählige Variationen entwickelt. Sie zeigen, dass das Fasten keine Eintagsfliege, kein Strohfeuer war und ist. Viele dieser unterschiedlichen Möglichkeiten, dem Körper Gutes zu tun, haben mit „Fasten" im ursprünglichen Sinn nichts gemein. Es sind Reduktionsdiäten, als solche jedoch sehr wertvoll für den menschlichen Organismus. Denn sie entlasten die Verdauungsorgane und tragen durchweg zur Erhaltung und Stabilisierung des Säure-Basen-Haushalts bei. Gerne wird in diesem Zusammenhang auch der englische Begriff *detox* (dt. Entgiftung) verwendet. Im Anschluss nur ein Auszug der vielen unterschiedlichen Fasten-Herangehensweisen, die durchweg sehr mild wirken, sodass für alle Bedürfnisse etwas dabei sein dürfte. Zu den unterschiedlichen Detox-Möglichkeiten gehören etwa:

- Intervallfasten;
- Scheinfasten;
- Basenfasten;
- Fasten nach F. X. Mayr;
- Suppenfasten;
- 3-Schritte-Entschlackung nach Tepperwein (siehe S. 109);
- Früchtefasten;
- Saftfasten;
- Blutgruppenfasten;
- Hirse-, Hafer-, Kartoffel- oder Reiskuren.

Ein Überblick über die beliebtesten Methoden

Einige gängige Fastenmethoden aus der oben genannten Liste möchte ich nun etwas näher vorstellen. Bestimmt hast du von der einen oder anderen Variante schon einmal gehört oder sie vielleicht sogar selbst ausprobiert.

Intervallfasten

Großer Beliebtheit erfreut sich das Intervallfasten, auch intermittierendes Fasten genannt. Intervallfasten könnte man als „Essen nach der Uhr" bezeichnen: Die Nahrungsaufnahme wird auf bestimmte Zeiten reduziert; Phasen des Essens und Phasen des Fastens wechseln sich ab. Das Ziel ist es, den Stoffwechsel zu optimieren, Gesundheit zu fördern und das Gewicht zu regulieren. Es gibt dabei keine grundsätzliche Empfehlung, was gegessen werden soll. Alles ist erlaubt. Jedoch verstärkt eine Ernährung, die vorwiegend auf basenbildenden Nahrungsmitteln aufbaut, den Effekt um ein Vielfaches. Die Idee dahinter ist, dass längere Essenspausen dem Körper Zeit für Regeneration und Heilung ermöglichen. Der Stoffwechsel schaltet bereits nach ca. 13 Stunden ohne feste Nahrung auf die oxidative Fettsäureverbrennung um. Im Englischen wird dieser Vorgang *metabolic switch* genannt.

Am effizientesten ist die 16/8-Methode: Es wird 16 Stunden gefastet und in den verbleibenden 8 Stunden kann die Nahrungsaufnahme erfolgen.

Die gesundheitlichen Vorteile dieser Methode sind nicht zu unterschätzen – unter anderem in Hinblick auf die Zellreparatur (Autophagie), die uns bereits weiter oben begegnet ist. Dafür braucht die Zelle aber Ruhe von der Verdauungsarbeit, und dies wenigstens 14–16 Stunden lang. Viele Studien deuten darauf hin, dass derart lange Essenspausen stark entzündungshemmend sind. So wird das Risiko für viele chronische Krankheiten reduziert und bereits bestehende erfahren Linderung. Mit dieser Methode schaffen es viele Menschen, die Kalorienzufuhr zu reduzieren und schädliches Übergewicht abzubauen. Der Körper reguliert den Blutzuckerspiegel und den Blutfettanteil, besonders profitieren die Leber und die restlichen Verdauungsorgane von dieser Fastenmethode. Viele Menschen, die Intervallfasten betreiben, fühlen sich energiegeladener, gesünder und legen durch ihr Fasten den Grundstein für eine erfolgreiche Ernährungsumstellung.

Scheinfasten

„Iss dich jung" lautet der Titel eines Buchs von Dr. Valter Longo, Arzt, Wissenschaftler und Forscher. Seit Jahren beschäftigt er sich gemeinsam mit vielen Forscher- und Ärzteteams auf der ganzen Welt mit der Altersforschung; lange schon ist er bekannt für sein Engagement im Kampf gegen Krebs. Fasten propagiert er von jeher als Jungbrunnen und zur Vorbeugung vieler Krankheiten.

Für Menschen, die das Fasten sanfter angehen möchten, hat er eine neue Form der Ernährung in klinischen Studien erforscht, wissenschaftlich geprüft und bekannt gemacht: das Scheinfasten. Dabei sollen nach Dr. Longo die Nahrungsaufnahme und Kalorienzufuhr stark reduziert werden, auf maximal 750 bis 1100 Kalorien. Diese Art, sich zu ernähren, gibt dem Körper – bei richtiger Auswahl der Lebensmittel (siehe unten) – ausreichend Nährstoffe, um gut funktionieren zu können. Gleichzeitig bringt sie ihn aber in den Fastenmodus mit all seinen gesundheitlichen Vorteilen. Sie ist als „fasting mimicking"-Diät oder auch als „Valter-Longo-Ernährung" bekannt.

„Fasten ist der stärkste Appell an die natürlichen Selbstheilungskräfte des Menschen, sowohl leiblich wie seelisch gesehen."

Dr. Heinz Fahrner

Fünf Tage lang soll diese reduzierte Kalorienaufnahme durchgezogen werden. Man ernährt sich dabei vegan mit wenig pflanzlichem Eiweiß. Denn tierisches Eiweiß beschleunigt den Alterungsprozess sehr stark, wie der Wissenschaftler ausgiebig erforscht hat. Der Mensch braucht zwar Eiweiße in der Ernährung, wie in allem geht es aber auch hier um das rechte Maß. Der bekannte Arzt und Fastenforscher Dr. Michalsen zitiert eine Studie von David Raubenheimer et al., die im Journal *Cell Metabolism* (2014) veröffentlicht wurde. Die Studie kam zu dem Ergebnis, dass eine eiweißreiche, kohlenhydratarme Ernährung bei Mäusen früher zum Tode führte. Das lässt sich auf den Menschen übertragen, da zu viel Eiweiß Herzerkrankungen und Krebs fördern kann. „Man stirbt zwar schöner, aber früher", meint Michalsen.

Wie setzt sich nun Dr. Valter Longos Scheinfasten-Diät zusammen? Longo empfiehlt kalt gepresste, pflanzliche Öle und Fette sowie viel Gemüse, am besten als Suppen. Dazu gesellen sich Quinoa, Mandeln, Algenöl für die Omega-3-Fettsäuren, Leinsamen und Oliven. Honig und Bitterschokolade sind für etwas Süße gestattet. Absolut vermeiden sollte man hingegen gesättigte Fettsäuren und Transfette, Alkohol und Kaffee. Stattdessen lautet die Empfehlung, in ausreichender Menge Wasser und Kräutertees zu trinken. Es wird nur zweimal am Tag gegessen, ein kleiner Snack als dritte Mahlzeit ist erlaubt. Die Essenspause soll länger als zwölf Stunden sein und körperliche Bewegung auf leichte Spaziergänge reduziert werden.

F.-X.-Mayr-Kur

Als „Milch-und-Semmel-Kur" hat die Reduktionsdiät des österreichischen Arztes Franz Xaver Mayr große Beliebtheit erlangt. Ein zentraler Aspekt der F.-X.-Mayr-Kur ist das achtsame, lange und langsame Kauen einer trockenen Semmel. Dem ausgiebigen Kauen wird bei diesem Ansatz viel Raum gegeben. Denn Mayr stellte schon in seinen Studienjahren fest, wie viel Gewicht die Verdauung hat, wenn es um Wohlbefinden und Gesundheit geht. Als einer der Ersten erkannte er im Darm die Ursache für Verdauungs- und Stoffwechselerkrankungen. Sogar eine „Kauschule" gehört in seine Therapie: 30- bis 40-mal muss jeder Bissen gekaut, eingespeichelt und dann mit einem Schluck Milch vermischt werden, bevor er geschluckt wird. Diese Vorverdauung entlastet den Magen-Darm-Trakt, denn durch das Vermischen des Speisebreis mit den Verdauungsenzymen des Speichels wird der ganze komplizierte und anstrengende Verlauf der Verdauung erleichtert. Entspannung und Achtsamkeit sollen dazu animieren, auf die Signale des Körpers zu achten. Diese Langsamkeit ermöglicht es, das Sättigungsgefühl intensiv wahrzunehmen.

Auf diese Art und Weise lernen Menschen durch die F.-X.-Mayr-Kur, bewusst und achtsam zu essen – auch später im Alltag. Während des Fastens wird viel Flüssigkeit in Form von Wasser und Tees aufgenommen, da die Giftstoffe und Schlacken, von denen der Körper sich befreit, gründlich ausgeschieden werden müssen.

Suppenfasten

Ab und zu ein Suppentag oder eine mehrtägige Suppenkur sind Gold für unser Wohlbefinden. Was lange Zeit nur auf individueller Erfahrung beruhte, ist mittlerweile wissenschaftlich erklärbar. Suppen und Brühen sind leicht verdaulich, denn sie bestehen vor allem aus gedünstetem, gekochtem, oft püriertem Gemüse, das dem Körper bei der Verdauungsarbeit wenig Mühe bereitet. Damit sind auch die Nähr- und Wirkstoffe leicht verfügbar und können besser aufgenommen werden. Das bedeutet weiter, dass bei der Verstoffwechselung wesentlich weniger zelluläre Energie benötigt wird, als das bei normaler Kost der Fall ist, wodurch der Organismus entlastet wird.
Suppen und Brühen mit ausgewählten vollwertigen Zutaten versorgen den Körper mit Makro- und Mikronährstoffen, mit Aminosäuren aus pflanzlichem oder tierischem Eiweiß, mit gesunden Fettsäuren, Vitaminen, Mineralien, Antioxidantien, Ballaststoffen, sekundären Pflanzenstoffen und – je nach Suppeneinlage – mit komplexen Kohlenhydraten. Hinzu kommt, dass sie alkalisch, also basisch wirken und so zur Regulierung des Säure-Basen-Haushalts beitragen. Der stark alkalisierende Effekt ist darauf zurückzuführen, dass die Zutaten neutralisierende Mineralstoffe und Elektrolyte liefern. Zahlreiche Studien belegen, dass Heilsuppen oder -brühen darüber hinaus das Immunsystem und die Lebensenergie stärken, den Fettstoffwechsel anregen und die Fetteinlagerung positiv beeinflussen. Somit helfen sie auch beim Abnehmen.

Gemüsesuppen verbessern die Qualität des Blutes, liefern wichtige Enzyme und tragen dazu bei, die Darmflora zu optimieren. Schon in der traditionellen europäischen Volksmedizin kannte man die Heilkraft der Brühe, die dem kranken Körper außerordentlich wohltut. Deshalb setzte man sie zur Vorbeugung gegen alle möglichen Beschwerden ein. Die Hühnersuppe zur Stärkung bei Krankheit ist nach wie vor sehr beliebt. Asiatische Kulturen stellen für werdende Mütter bereits mit dem Einsetzen der Wehen eine Hühnersuppe auf, die sie dahinköcheln lassen. Gleich nach der Geburt des Kindes erhält die Mutter zur Kräftigung diese Brühe, damit sie das Neugeborene gut versorgen kann. Besonders in China und Korea ist dies Teil der Wochenbettpflege.
Selbst gemachte Suppen und Brühen benötigen keinerlei Zusatzstoffe aus der Nahrungsmittelindustrie. Insbesondere Geschmacksverstärker und industriell gefertigte Brühwürfel stehen ganz oben auf der Verbotsliste, da sie den gewünschten gesundheitlichen Heileffekt schmälern würden. Auch stark veränderte und verarbeitete Nahrungsmittel, gehärtete Fette, Margarine und Billigöle, Suppen-Würstchen jeglicher Art sowie Mastfleisch gehören nicht in eine heilsame Suppe. Die Kräuter und das Gemüse sollten weder pestizid- noch schadstoffbelastet sein und je nach Saison möglichst frisch in die Brühe gegeben werden.
Noch ein Wort zur Detox-Nahrung aus dem Supermarkt: Auch wenn Detox-Suppen die Gesundheit stärken, so sind sie in der bereits fertig zubereiteten Form nicht als alleinige Dauernahrung über einen längeren Zeitraum geeignet, denn sie können nicht das gesamte Spektrum aller benötigten Vitalstoffe liefern. Vielmehr sind sie eine hervorragende Ergänzung und Abwechslung zur gesunden Ernährung und sollten vor allem in der kalten Jahreszeit auf jedem Speiseplan stehen. Grundsätzlich lassen sich aus selbst gekochten Suppen aber die meisten Nährstoffe beziehen.

Saftfasten

Sich für eine befristete Zeit nur von frisch gepressten Säften zu ernähren, scheint auf den ersten Blick sehr gesund und einfach zu sein. Sicherlich bringt es in Bezug auf die Entlastung der Verdauungsorgane, Gewichtsreduktion und allgemeines Wohlbefinden viele Vorteile. Die Säfte bringen einen Schub an Antioxidantien, Mineralstoffen, Vitaminen und Lebenskraft.
Nicht unbedenklich ist jedoch, dass der volle Zuckergehalt der Früchte und Gemüse im Saft erhalten bleibt, während gleichzeitig sämtliche Ballaststoffe wegfallen und damit dem Mikrobiom die Nahrung fehlt. Dadurch wird dieses geschwächt. Zudem fehlen Fette und Proteine und es kann zu einem Mangel an wichtigen Nährstoffen kommen. Deshalb kann empfohlen werden, zwischendurch mal einen Safttag mit viel frischem Gemüse und Kräutern einzulegen, aber nicht über längere Zeit ausschließlich Säfte zu trinken. Sehr wichtig ist auch, dass jeder Schluck ausgiebig im Mund bewegt und mit Speichel vermischt werden muss, um in den vollen Genuss des Wohlbefindens zu kommen.

Fastenkuren: Hirse, Kartoffeln und Reis

Wundermittel Hirsekur

Angesichts ihrer wertvollen Inhaltsstoffe lohnt es sich, Hirse regelmäßig in die Ernährung einzubauen. Nicht umsonst werden Hirsekuren seit alters bei verschiedenen Leiden empfohlen und sind wohl der einfachste Weg, um diese zu lindern. Beispielsweise zeigt sich durch Hirsekuren oft eine deutliche Besserung bei Myomen, Zysten oder Polypen. In der traditionellen Heilkunde werden diese als ein Zeichen für zu hohe Belastung durch Giftstoffe gewertet. Die sanfte Entgiftung und die wärmende, stärkende Wirkung von Hirse sind unbestritten. Besonders Kindern tut sie sehr gut. Nichts wärmt und sättigt so nahrhaft wie ein mit Trockenfrüchten gesüßter Hirsebrei als Frühstück.

Ein Hirsetag in der Woche ist eine spürbare Wohltat für Körper, Geist und Seele. Dabei sollten zwei Drittel aller Mahlzeiten Hirse sein und das restliche Drittel gedünstetes und rohes Gemüse, Gewürze und hochwertige pflanzliche Öle. Wie bei allen Fastenkuren gilt auch für die Hirsekur die Regel, ausreichend und ausgiebig zu trinken. Die Hirsekur kann auf bis zu sieben Tage ausgedehnt werden. Bei akuten Beschwerden ist neben einer ärztlichen Beratung eine bis zu 28 Tage dauernde Hirsekur sehr zu empfehlen.

Kartoffelkur

Eine Kartoffelkur besteht darin, eine Zeit lang die Kartoffel in unterschiedlichen Formen zum Hauptnahrungsmittel zu machen und auf alles andere weitgehend zu verzichten. Da die Kartoffel basisch und entgiftend wirkt, leitet sie Wasser und Säure aus dem Körper. Die Kartoffelkur ist alles andere als aufwendig und führt außerdem zu einer schnellen Gewichtsabnahme. Wer also nur einige Kilos verlieren will, ist mit einer Kartoffel- oder Reiskur (siehe S. 123) gut beraten.

Wenn du diese Kur durchführen willst, solltest du Folgendes beachten:

1. Es ist sehr sinnvoll, Biokartoffeln zu verwenden.
2. Um einen Heilerfolg zu erzielen, ist eine Dauer von mindestens sieben Tagen nötig.
3. Nur zur Gewichtsreduzierung genügen 1–3 Tage.

Und so wird's gemacht:

Die Kartoffel stellt die Hauptnahrung während der Kur dar und du darfst davon eine beliebige Menge essen. Im Allgemeinen wird mit 600–1000 Gramm Kartoffeln pro Tag kalkuliert. Überlege dir also, wie viele Kartoffeln du täglich essen möchtest und koch diese Menge wie Pellkartoffeln – mit der Schale, ohne Zugabe von Salz oder Gewürzen –, bis sie gar sind.

Die spärlichen Beilagen um die Kartoffel sind ausschließlich für die Augen und den Gaumen gedacht. Das können besondere Gewürze sein (z. B. Rosmarin, Schnittlauch, Dill, Kurkuma ...), ein wenig Kräuterbutter oder etwas Gemüse, etwa ein halber Fenchel oder eine Paprikaschote. Manche Kuren erlauben auch bis zu 100 Gramm mageres Fleisch oder etwas Fisch.
Der Fantasie bei der Zubereitung sind abgesehen davon keine Grenzen gesetzt, solange eine Regel eingehalten wird:
HAUPTESSEN = KARTOFFELN.

Wirkung dieser Reduktionskost

Die Kartoffeldiät wirkt auf alle Krankheiten im unteren Körperbereich, d. h. auf Magen-, Darm- und Stoffwechselerkrankungen. Hervorragende Erfolge kann man bei Magenüberempfindlichkeit, Magengeschwüren, Darmproblemen, Blasen- und Darmbeschwerden verzeichnen. Es hat sich gezeigt, dass in Fällen, wo jahrelang Abführmittel benutzt wurden, eine Darmsanierung möglich ist. Bei Männern mit Prostatabeschwerden tritt eine merkliche Besserung ein.
Die Kur wirkt außerdem cholesterinsenkend, stoffwechselanregend und ist sehr gut zur Gewichtsreduzierung geeignet. Um das Gewicht zu halten, kannst du ein- bis zweimal pro Monat einen Kartoffeldiättag einlegen.
Die Reis- und Kartoffelkur sollten jedoch nicht untereinander gemischt werden, da sonst keinerlei Heilwirkung erzielt wird.

Reiskur

Bei dieser Kur gilt es, Folgendes beachten:

1. Für einen Heilerfolg ist eine Dauer von mindestens sieben Tagen nötig.
2. Nur zur Gewichtsreduzierung genügen auch 1–3 Tage.
3. Ob man Naturreis oder geschälten Reis verwendet, hat keinen Einfluss auf die Heilwirkung.

Und so wird's gemacht:
Setze einen Teil Reis (z. B. 1 Tasse) in sechs Teilen kaltem Wasser (6 Tassen) an. Der Reis soll zuerst leicht aufkochen und -dann bei kleinster Energiezufuhr leicht köcheln – er darf nicht kochen! Während der Garzeit werden weder Salz noch Gewürze zugefügt. Die Garzeit dauert so lange, bis sich der Reis vollkommen mit dem Wasser verbunden hat und aufgequollen ist. Je nach Menge und Energiezufuhr können das ca. 3–5 Stunden sein. Wegen der relativ langen Garzeit lohnt es sich, gleich einen Vorrat für mehrere Mahlzeiten vorzubereiten.
Die aufgequollene, neutrale Reismasse kannst du nun beliebig in verschiedenen Varianten anrichten. Dabei sollte der Reis immer das Hauptgericht darstellen, von dem du so viel essen kannst, wie du willst.

Möglichkeiten der Zubereitung gibt es viele, beispielsweise ...

- **Reissuppe**
  1–2 Esslöffel mit Wasser als Gemüsesuppe ansetzen, mit frischen Kräutern abschmecken.
- **Apfelreis**
  1–2 Esslöffel Reismasse mit etwas Honig, einem kleinen geriebenen Apfel, ein paar Rosinen oder Ähnlichem verrühren.

Wie auch bei der Kartoffelkur sind hier im Grunde alle Kombinationen erlaubt. Es ist also absolut möglich, diese Diät auch in der Familie durchzuführen. Wichtig ist nur, dass die Grundvoraussetzung erfüllt wird: **HAUPTESSEN = REIS.**

Der Reis ist Hauptbestandteil der Diät. Alle anderen Lebensmittel sollen Beilagen für Augen und Gaumen darstellen, die nur dazu dienen, die Eintönigkeit der Diät zu überwinden und somit länger durchzuhalten.

Wirkung dieser Reduktionskost

Die Reiskur wirkt sich auf alle oberen Körperbereiche aus, wie den Kopf bzw. Migräne, psychosomatische Krankheiten, aber auch auf Arthrose und alle schmerzhaften Krankheiten im Bewegungsapparat.

Es haben sich zudem in den letzten Jahrzehnten im Stoffwechselbereich sehr gute Ergebnisse gezeigt. Bei Allergien jeglicher Art – von Milchschorf über Psoriasis bis hin zu Pollenallergie – waren die Ergebnisse oft hervorragend. Nicht zuletzt eignet sich diese Diät hervorragend zur Senkung von Übersäuerung im Harnbereich, des Cholesterinspiegel, bei Altersdiabetes sowie für die Gewichtsreduzierung.

Doch ganz egal, welche Methode du schlussendlich wählst: Fasten ist unter den richtigen Bedingungen immer eine gute Entscheidung. Das gilt sowohl für das aktuelle Wohlbefinden als auch für die langfristige Gesundheit – und für alle spirituellen Prozesse. Abgeraten wird in den meisten Fällen allerdings Frauen, die schwanger werden wollen oder bereits schwanger sind, stillenden Müttern, Kindern und Jugendlichen, Menschen mit Essstörungen, bei zu niedrigem Blutzuckerspiegel und chronischem Stress. Im Zweifelsfall ist es immer gut, vor dem Fastenbeginn eine Fachperson zu konsultieren.

Buchinger-Fasten: die Praxis

Nun aber widmen wir uns der Praxis des Buchinger-Fastens. Am Anfang steht dabei ein sehr wichtiger Gedanke: Fasten ist mehr als der Verzicht auf Essen. Es ist ein längerer Weg zu mehr Gesundheit und Lebensfreude. Sowohl das Heilfasten als auch das Fasten für Gesunde besteht aus mehreren Phasen, anhand derer wir durch die Fastenpraxis wandern wollen.

Phase 1: Gründe für die Entscheidung, fasten zu wollen

Es gibt viele Gründe, sich für eine Fastenwoche zu entscheiden. Körperliche Wehwehchen sind oft Auslöser, hinter denen dann doch eine tiefere Sehnsucht steckt. Lebenskrisen, Lebensübergänge, der Wunsch nach Veränderung, das Gefühl, in unliebsamen Situationen festzustecken, Entscheidungen, die zu treffen sind: Derartige Hürden fordern viele Menschen heraus. Dann ist es genau das Richtige, aus der Situation herauszutreten, eine Zeit lang die Gedanken ruhen zu lassen, frei zu werden und sich innerlich und äußerlich zu reinigen. Es gibt viele Bedenken und Ängste vor dem allerersten Fasten. Diese zu überwinden, braucht Mut und Vertrauen. Auch hier gilt: einfach tun!

Phase 2: Vorbereitung

Das Buchinger-Fasten beginnt körperlich mit einigen Entlastungstagen, in denen auf Zucker, Kaffee und Alkohol verzichtet wird. Leicht verdauliche Speisen stehen auf dem Ernährungsplan. Auf geistig-seelischer Ebene ist die Vorbereitung nicht weniger wichtig. Dazu ist es empfehlenswert, den Alltag zu entrümpeln, sprich: alles zu erledigen, was die Fastenwoche entlasten kann und Freiheit im Kopf schafft. Oder mit anderen Worten: Raum für intensives Erleben. Zu diesem Zweck kann es sehr sinnvoll sein, Tagebuch zu schreiben.
Eine gründliche Vorbereitung im Außen kann beispielsweise so aussehen, dass man alle nötigen Utensilien besorgt: Klistier, Wärmflasche, Zitrone, Bittersalz usw.

Phase 3: Fastentage

Jeder Fastentag bringt ganz eigene Themen mit sich. Anschließend habe ich zusammengefasst, welche innere Reise in wenigen Tagen stattfinden kann und welche Fragen an sich selbst damit einhergehen.

Tag 1	**Themen: loslassen, ausatmen, entspannen** Den Anfang bildet eine gründliche Darmreinigung und damit die Umstellung auf das Fastenprogramm. Es gilt, sich Zeit zu nehmen, um alles intensiv zu spüren. So kann Heilung geschehen.
Tag 2	**Thema: Standortbestimmung** Das Fasten öffnet den Raum für größere Fragen: Wie geht es mir? Wo stehe ich? Welche Bilanz ziehe ich? All diese Fragen werden ohne Werten und Urteilen beleuchtet: Akzeptanz lautet das Stichwort.
Tag 3	**Fastenkrise:** Was hat das mit mir zu tun? Früher oder später kommt ein Punkt, an dem Zweifel aufkommen. In diesem Fall hilft eine Art „Notfallapotheke" (siehe S. 128) und die Frage an sich selbst: Aus welchen Ressourcen kann ich schöpfen?
Tag 4	**Thema: Veränderung** Nach der Krise folgt der Blick nach vorn – es gilt, einen Weg in die Veränderung zu finden. Nun kann begonnen werden zu ordnen, zu klären, zu planen, sich etwas vorzunehmen.
Tag 5	**Thema: Selbstermächtigung** Die Innenschau der vorigen Tage ermöglicht es, Verantwortung für das eigene Leben zu übernehmen. Die Devise lautet: heraus aus der Opferrolle, hinein ins aktive Gestalten. Gedankenhygiene (siehe S. 58) spielt hier eine wichtige Rolle.
Tag 6	**Thema: Fastenbrechen und Neustart** Die Phase des Verzichts ist vorbei – der Neuanfang kann genossen werden. Es beginnt eine Zeit des Segnens, der Dankbarkeit und des Staunens über die Möglichkeiten, die das Leben zu bieten hat.

In Hinblick auf Fastenkrisen habe ich gerade erwähnt, dass eine kleine „Notfallapotheke" sehr nützlich sein kann. Was heißt das nun genau? Hier eine kleine (beliebig erweiterbare) Übersicht, wie du dir im Zweifelsfall behelfen kannst:

- bei Kopfschmerzen: Minzöl (zum Einmassieren), Magnesium;
- bei Schwäche und Schwindel: ein wenig Honig, Rosmarintee oder einfach die Beine hochlagern;
- bei Muskelkrämpfen und Gliederschmerzen: Basica-Mineralien, Magnesium und Calcium;
- bei Sodbrennen: Heilerde (zum Trinken);
- bei Übelkeit und Blähungen: Fenchel-, Anis- oder Kamillentee, Heilerde (zum Trinken);
- bei Schlafstörungen: ätherisches Lavendelöl als Duft, sich kalt abwaschen.

Phase 4: Aufbau

Der Körper braucht wieder einige Tage Zeit, um sich vom Fastenstoffwechsel auf den normalen Verdauungsstoffwechsel umzustellen. Deshalb ist es sehr wichtig, in den ersten 3–4 Tagen leicht verdauliche Speisen und kleine Portionen zu sich zu nehmen.
Auf geistig-seelischer Ebene gilt es nun, konsequent umzusetzen, was erkannt und gelernt wurde. Ein neuer, wohltuender Lebensstil geschieht nicht von allein – er will gepflegt werden. Die Menschen sind nach einer heilsamen Fastenwoche motiviert, sich die Leichtigkeit und das Gefühl von Freiheit mit in den Alltag zu nehmen und möglichst lange zu bewahren.

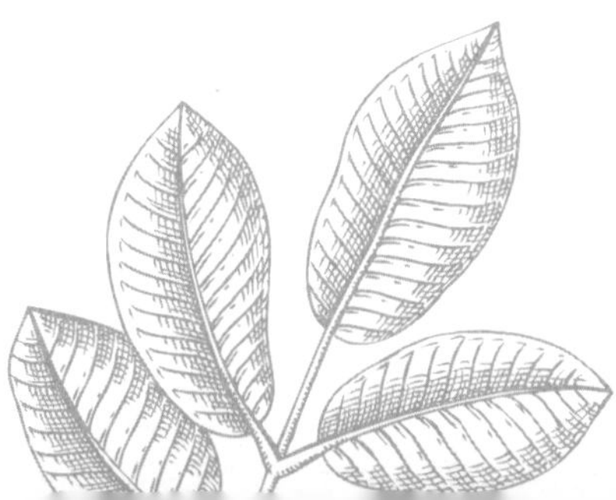

Maßnahmen, die das Fasten unterstützen: entgiften, entsäuern und entschlacken

Um die gesundheitsfördernden Wirkungen des Fastens voll auszuschöpfen, sollte man vor und während des Fastens auf eine effiziente Reinigung und Entgiftung des Körpers achten. Ebenso wichtig ist es, den Nahrungsverzicht mit entsprechenden Maßnahmen zu ergänzen. Dazu gehören z. B. Basenbäder, Darm- und Leberreinigung sowie Ölziehen. Im Zuge einer Fastenwoche sind diese Schritte gängige Praxis, weshalb ich sie anschließend näher vorstellen möchte.

Basenbad

Ein Vollbad in 37 Grad Celsius warmem Wasser mit Basensalzen wirkt Wunder. Dabei wird empfohlen, bis zu einer Stunde im Wasser zu bleiben, da erst nach 20 Minuten der Osmose-Prozess beginnt: ein natürlicher Prozess, bei dem Wasser durch eine Membran (in diesem Fall aus dem Körper durch die Haut) zum Ort höherer Teilchenkonzentration (das Badewasser mit den

Salzen) wandert, um die Konzentration auf beiden Seiten auszugleichen. Genau darum geht es bei einem Basenbad: Es entsäuert und entschlackt. Da so ein ausgedehntes Vollbad jedoch ziemlich auslaugt, den Blutdruck senkt und den Kreislauf hemmt, ist während der Fastenwoche stattdessen vielmehr das Fußbad zu empfehlen.
Für die Badesalze gibt es fertige Mischungen zu kaufen, aber du kannst dir diese Basenmischung sehr kostengünstig auch selbst mischen. Dafür brauchst du:

- 500 g nicht raffiniertes Meersalz;
- 250 g Natriumbikarbonat, Soda oder Maisstärke (zu finden beispielsweise in der Backartikel-Abteilung oder Drogerie);
- 5 Tropfen ätherisches Öl nach Belieben.

All die Zutaten musst du nun nur noch gut vermischen und den Behälter luftdicht verschließen.
Wenn es dann an die Anwendung geht, ist folgende Dosierung zu empfehlen: Löse für ein Vollbad vier Hände voll Badesalz im Wasser auf. (Ist das Wasser sehr hart, kannst du noch eine Handvoll dazugeben.) Für das Fußbad genügen ein oder zwei Hände voll. Rubble während der Badezeit die Haut immer wieder mit einem Massagehandschuh ab, um alte, abgestorbene Hautschuppen zu entfernen. Lass gelegentlich warmes Wasser nachlaufen und füge entsprechend auch ab und zu ein wenig Salz zu.
Nach dem Baden reicht es, den Körper bzw. die Füße sanft trockenzutupfen. Eincremen solltest du dich lieber nicht, denn die Haut wird bereits von sich aus angeregt, von innen her nachzufetten. Anschließend kannst du dich in einen Bademantel kuscheln und dich zugedeckt hinlegen, um nachzuschwitzen und zur Ruhe zu kommen. Wie schon gesagt: Basenbäder laugen aus und machen müde. Und zu guter Letzt: trinken, trinken, trinken! Das Basenbad entzieht viel Flüssigkeit, es ist also wichtig,

den Wasserhaushalt aktiv wieder zu regulieren. So kannst du ein Basenbad ohne Bedenken immer wieder genießen.

Darmreinigung (Einlauf)

Je reiner und sauberer der Darm, desto weniger Fastenkrisen gibt es. Denn wenn er merkt, dass kein Nachschub kommt, verwertet der Körper alle Stoffe, derer er habhaft werden kann. So können Gärstoffe, Fäulnis und nicht Ausgeschiedenes, das schon lange in den Darmzotten hängt, wieder in den Umlauf gelangen. Dadurch kann man sich krank und schlapp fühlen und in eine Fastenkrise geraten.
Aufgrund von jahrzehntelangen schlechten Ernährungsgewohnheiten leiden viele Menschen unwissentlich unter einem verklebten Dünndarm. Darmreinigungskuren sind hier die naheliegende Lösung – jedoch säubern diese häufig bloß den Dickdarm. Viel schwerer ist es, auch den Dünndarm zu reinigen. Unterstützend sind dabei Sauermolken-Konzentrate: Sie helfen, die krankhaften Ablagerungen im Dünndarm abzutragen und auszuscheiden. Dies äußert sich in einem vorübergehend erhöhten Stuhlvolumen.
Die Galacum-Sauermolke hat sich dabei über die Jahrzehnte als sehr hilfreich erwiesen. Es handelt sich um ein natürliches Nahrungsergänzungsmittel auf Basis fermentierter Sauermolke. Eben daraus entsteht das nach alter Rezeptur entwickelte Galacum. Es enthält alle wichtigen Spurenelemente und Mineralien der Milch, jedoch keine tierischen Fette und Eiweiße. Galacum ist reich an natürlicher rechtsdrehender L(+)-Milchsäure und überzeugt durch seine probiotische, antibiotische und verdauungsfördernde Wirkung. Um es etwas genauer zu erklären: Rechtsdrehende Milchsäure ist die Form, die der menschliche Körper besonders gut verwerten kann. Sie unterstützt die Darmflora, Verdauung und den Stoffwechsel. Der Begriff „rechtsdrehend"

kommt aus der Chemie und beschreibt, wie die Moleküle unter polarisiertem Licht reagieren – das ist aber für die Wirkung nicht entscheidend.

Leberwickel

Leberwickel sind warme Auflagen im Leberbereich. Die feuchte Wärme sorgt dafür, dass die Leber intensiv durchwärmt wird. Das regt die Durchblutung des Organs um rund 60 Prozent mehr an und auf diese Weise auch den Stoffwechsel der Leber und die Entgiftung. Mit so einem warmen Wickel unterstützt du sie also in ihrer Arbeit.

Anleitung

Und so wird er gemacht:

- Füll eine Wärmflasche mit nicht zu heißem Wasser.
- Mach ein kleines Lein- oder Baumwolltuch nass und wringe es aus.
- Breite ein großes Handtuch im Bett oder auf der Couch aus und leg dich darauf.
- Leg das nasse Tuch auf die rechte Bauchseite.
- Gib die Wärmflasche drauf.
- Wickle das Handtuch um den Körper und fixiere damit die Wärmflasche.
- Deck dich fest zu und halte dich warm.

Sobald du es ausprobierst, wirst du merken: Ein Leberwickel ist sehr, sehr angenehm und entspannend. Er sollte mindestens eine halbe Stunde wirken.

Leberwickel mit Schafgarbe

Du kannst den Leberwickel auch variieren, indem du z. B. je nach gewünschter Wirkung Kräuter (Schafgarbe, Mariendistel, Löwenzahn usw.) in das Wasser gibst. Schafgarbe hat dabei eine vielseitige Wirkung, die den Leberwickel besonders effektiv macht:

- entkrampfend – lindernd Spannungen im Bauchraum;
- verdauungsfördernd – regt Gallefluss und Leberfunktion an;
- entzündungshemmend durch ätherische Öle und Flavonoide;
- beruhigend – wirkt positiv auf das vegetative Nervensystem;
- stimmungsaufhellend – laut anthroposophischer Pflege auch bei Erschöpfung und depressiver Verstimmung hilfreich.

Die Kombination aus Wärme und Wirkstoffen der Schafgarbe kann die Leber in ihrer Entgiftungsfunktion unterstützen und gleichzeitig das allgemeine Wohlbefinden steigern.
Der Ablauf ist ganz ähnlich zum klassischen Leberwickel und funktioniert so:

- Übergieße 4 Esslöffel Schafgarbenkraut mit 1 Liter heißem, nicht kochendem Wasser.
- Lass die Mischung 10 Minuten ziehen.
- Gieße die Flüssigkeit durch ein Sieb ab und tauch dann dein Lein- oder Baumwolltuch hinein.
- Leg das Tuch auf den rechten Oberbauch und bedecke es mit einem Handtuch.
- Wickle nun einen warmen Schal darum. Wenn du möchtest, leg obenauf noch eine Wärmflasche.
- Bleib eine halbe Stunde ruhig liegen und nimm dann den Wickel ab.

Jetzt heißt es, noch eine weitere halbe Stunde Ruhe einzuhalten. Achte darauf, dass der Leberbereich nach wie vor warm gehalten wird.

Ölziehkur

Ganusha, wie das Ölziehen im Ayurveda heißt, hat jahrhundertealte Tradition und auch in der europäischen Naturheilkunde als therapeutische Entgiftungsmaßnahme seit langer Zeit eine große Bedeutung. Es ist eine sehr einfache, kostengünstige Methode, den Körper zu reinigen und Gifte loszuwerden. Viele davon sind nämlich fettlöslich, sie werden also von dem Öl gebunden und können dann ausgespuckt werden. Besonders Menschen mit chronischen Erkrankungen des Bewegungsapparates, Gelenk- oder Rückenschmerzen profitieren sehr davon.

Wie funktioniert das Ölziehen?

Du brauchst dafür zunächst ein hochwertiges, kalt gepresstes Öl. Im Ayurveda wird beispielsweise Sesamöl verwendet. Dr. F. Karach – der russische Arzt, der das Ölziehen bekannt gemacht hat – empfiehlt Sonnenblumenöl. Kokosöl ist sehr angenehm, auch Olivenöl oder ein eigenes Mundöl, angereichert mit Auszügen aus Schafgarbe, Veilchen und Galgant, ist sehr beliebt.

Sobald du das Öl deiner Wahl zur Hand hast, kannst du am nächsten Morgen mit dem Ölziehen beginnen. Nimm direkt nach dem Aufstehen einen Esslöffel Öl in den Mund, kaue ein wenig darauf herum und bewege es durch die Zahnzwischenräume hin und her. Probiere anfänglich, wie lange du es schaffst, und steigere dann kontinuierlich auf bis zu 20 Minuten. Währenddessen kannst du z. B. duschen oder das Frühstück vorbereiten.

Achtung: Du solltest nicht gurgeln oder das Öl schlucken, denn dadurch kann es zu einer Rückvergiftung kommen. Wenn du fertig bist, spuckst du das Öl einfach in ein Papiertaschentuch und entsorgt dieses. Das Öl ins Waschbecken zu spucken, ist nicht empfehlenswert, da es im Abfluss aushärtet und ihn schnell ein-

mal verstopft. Spül dir zum Abschluss den Mund mit Wasser aus und putz deine Zähne.
Das Ölziehen sollte 6–8 Wochen durchgeführt werden, bei chronischen Erkrankungen auch viel länger. Tägliches Ölziehen über einen sehr langen Zeitraum – sogar lebenslang – ist grundsätzlich möglich und gilt als unbedenklich, sofern es korrekt durchgeführt und individuell gut vertragen wird.

Fasten und Ölziehen

Besonders während einer Fastenkur ist das Ölziehen eine effiziente Möglichkeit, sich von Giften zu befreien. Die Mundhygiene verbessert sich, Mundtrockenheit verschwindet und die Kur wirkt positiv auf den Mundgeruch. Gute Wirkung zeigt die Anwendung bei Parodontose und Zahnfleischentzündung. Die Zähne werden gestärkt, der Mund- und Rachenraum profitiert.
Durch die entgiftende Wirkung unterstützt das Ölziehen die Heilung bei den verschiedensten Erkrankungen und Beschwerden.

Genuss und Gewohnheiten

Soll die Wirkung einer Fastenwoche Bestand haben, müssen die neu erlernten Sichtweisen und Handlungen ritualisiert und zur alltäglichen Praxis werden. Das verlangt in der ersten Zeit konsequente Übung. Wenn du an einer begleiteten Fastenwoche teilnimmst, lernst du entsprechende Rituale kennen, die du in den Wochen danach zu Hause einüben und festigen kannst. Das gilt besonders für aufbauende und vitalisierende Rituale.
In diesem Kapitel sollen einige davon vorgestellt werden.

Das Leben hat dir einen Körper geschenkt, der Genuss und Entspannung liebt. Er ist vergleichbar mit einer Wohnung, einem Haus, einer Villa, einem Tempel, wo dein Geist und deine Seele wohnen. Deshalb ist es gut, wenn du deinen Körper hegst und pflegst. Er soll alles bekommen, was er braucht und was ihm guttut. Wenn du auf ihn hörst, zeigt er dir, was er braucht. Und du darfst beruhigt all das genießen.
Es spricht vieles dafür, in deinen Tagesablauf einen festen „Augenblick der Freude" einzubauen und den Tag mit Genussmomenten zu füllen: mit der Lieblingsmusik zum Aufwachen, einem Stück dunkler Schokolade zum Kaffee, zehn Minuten Entspannung auf der Couch, einer Tasse Tee am Nachmittag, einem Spaziergang, einem Blick in den Sonnenuntergang, einem Gespräch mit deiner Lieblingspflanze (oder -person), einem Glas Rotwein oder einer warmen Milch vor dem Schlafengehen.

Was heißt Genuss für dich?

Um genauer zu entdecken, was deine persönliche Vorstellung von Genuss ausmacht und wie ein ausgeglichenes, erfreuliches Leben gelingen kann, kannst du dir folgende Reflexionsfragen stellen:

- Was brauche ich, damit ich mich wohlfühle?
- Welche Einstellungen fördern und stärken mich, meinen Mut, meine Kraft und meine Selbstliebe?
- Wie kann ich mich regelmäßig erholen?
- Wie kann ich am besten zur Ruhe finden?
- Wie übe ich Gelassenheit?
- Welche Pausen(-Rituale) gönne ich mir in meinem Alltag?
- Aus welchen Quellen schöpfe ich Kraft?
- Wie erfülle ich mich mit neuer Energie?
- Wie sorge ich für eine gute Balance zwischen Herausforderung und Entspannung?

- Was braucht mein Körper für Wohlgefühl und Gesundheit?
- Was fehlt ihm und wie soll ich handeln als Antwort auf das, was er mir zeigt?
- Durch welche Einstellungen behindere ich meine Lebenskraft?
- Wie komme ich zu mehr Vertrauen in die natürlichen Abläufe im Körper und im Leben?

„Versage dir die Freude des Augenblicks nicht, und verschmähe nicht deinen Anteil am Genuss."

Sir 14, 14

Rituale finden

Gewohnheiten erleichtern das Leben. Über tägliche Routinen müssen wir nicht groß nachdenken, weil sie nahezu automatisch ablaufen und wenig Kraftaufwand erfordern. Deshalb ist es auch sinnvoll, sich bestimmte gesundheitsförderliche Maßnahmen zur Gewohnheit zu machen. Dies kann in der Anfangsphase zwar durchaus unangenehm sein und eine Herausforderung bedeuten. Ist ein Ritual allerdings einmal etabliert, gehört es meist so sehr zum Tages- oder Wochenablauf, dass es einem fehlt, wenn man einmal keine Zeit dafür hat.

Rituale versus Flexibilität

Ob du dir nun angewöhnst, regelmäßig einen Sport auszuüben oder zu einer bestimmten Zeit zu entspannen, bestimmte Essenszeiten oder einen regelmäßigen Tagesrhythmus einzuhalten: Wenn sich ein Ritual einmal im Leben eingenistet hat, wird es wie erwähnt meist schwer, davon Abstand zu nehmen. Das hat eine positive Seite, kann aber bei schädlichen Gewohnheiten problematisch werden: nämlich dann, wenn sich aus einer Gewohnheit ein Suchtverhalten entwickelt.

Achte deshalb beim Entwickeln von Ritualen darauf, ob sie dir wirklich guttun oder ob die neue Angewohnheit im Gegenteil schädlich sein könnte.

„Die Einbildung, hier schon einmal geklettert zu sein, hilft auch immer wieder, den einzig richtigen Weg zu finden …“
Reinhold Messner, „Der Gläserne Horizont“

Vielleicht ist dir das auch schon passiert: Lebensumstände entwickeln sich in eine andere Richtung, und auf einmal musst du einen gewohnten Ablauf oder eine Ordnung verändern. Dann kann es sein, dass es erst schwerfällt, die alten Muster aufzugeben und eine „neue Ordnung" zu finden. Wenn du zum Beispiel die Küche umorganisiert hast, suchst du vielleicht das Besteck noch lange in der alten Schublade.

Die 21-Tage-Regel

Diese automatisierten Vorgangsweisen werden in der Psychologie konditionierte Reflexe genannt. Dabei handelt es sich um einfache Angewohnheiten, die im Unterbewusstsein gespeichert sind und das tägliche Leben erleichtern. Es ist wie Autofahren im eigenen Auto: Nach einer gewissen Zeit musst du nicht mehr nachdenken, wie du den Blinker einschaltest oder wo die Kupplung sitzt, viele Fahrabläufe geschehen automatisch.
Diese Automatismen betreffen Menschen und Tiere. Der russische Verhaltensforscher Iwan Pawlow zeigte dies zum ersten Mal anhand eines Versuchs bei Hunden auf. Als er den Tieren ihr gewohntes Futter vorsetzte, bemerkte er eine erhöhte Speichelproduktion in ihrem Maul. Das regte Pawlow zu einem Experiment an: Er ließ gleichzeitig mit dem Erscheinen des Futternapfes eine Glocke erklingen. Nach 21 Tagen, an denen er das

Fressen mit dem Glockenton kombinierte, ließ er plötzlich das Futter weg und nur den Glockenton erklingen. Dennoch setzte bei den Hunden die erhöhte Speichelsekretion ein. Die Tiere hatten das Futter mit dem Glockenton assoziiert.
Ähnliche Beobachtungen kann man (wenn auch ohne Glocke) bei uns Menschen machen - ein Umstand, den wir zu unseren Gunsten nutzen können. Wenn wir nämlich 21–30 Tage lang eine bestimmte Tätigkeit regelmäßig ausführen, so wird diese in unserem Unterbewusstsein als Routine gespeichert. Wir können dann die Handlung automatisieren und dadurch Aufwand und Kraft sparen.

Verdauung und Stuhlgang: wenn der Magen rebelliert und der Darm die Nerven verliert

Fasten hat einerseits eine mentale Komponente. Andererseits spielt auch die grobstoffliche Seite eine große Rolle. Entsprechend sind die nächsten Seiten gewissen Vorgängen der Verdauung, einer natürlichen Ernährung und der Pflege eines gesunden Stoffwechsels gewidmet. Hier geht es um wertvolle Nahrungsmittel und heilende Inhaltsstoffe, um Energielieferanten und wichtige Spurenelemente.

Verdauungsbeschwerden sind weit verbreitet. Wenn der Darm nicht richtig funktioniert, fühlt der Mensch sich äußerst unwohl. Und spätestens seit Giulia Enders' humorvollem Buch mit dem Titel „Darm mit Charme" ist dieses Organ nicht mehr Stiefkind im menschlichen Körper. Bestimmte Lebensmittel helfen, die Verdauung zu regulieren, entgiften den Körper, bauen eine gesunde

Darmflora auf und helfen, die Nahrung optimal zu verwerten. Probiotika und Präbiotika sorgen für eine gesunde Verdauung. Sie heilen, pflegen den Darm, lösen Verstopfung, stoppen Durchfall und lassen Blähungen verschwinden. Dass ein gut besiedelter, gesunder Darm unser Immunsystem widerspiegelt und sogar unsere psychische Befindlichkeit beeinflusst, ist mittlerweile in aller Munde.

Präbiotika und Probiotika

Die Präbiotika in unserer Nahrung liefern faserige und lösliche Ballaststoffe. Sie wirken entgiftend, indem sie toxische Stoffe im Darm an sich binden, sodass diese mit dem Stuhl ausgeleitet werden können. Sie schützen die Darmschleimhaut, indem sie diese mit einer heilenden, gelartigen Substanz auskleiden und wirken zudem entzündungshemmend.
Die unverdaulichen Faserstoffe, auch bekannt als Ballaststoffe, sind als Präbiotika einerseits die Nahrung für die Darmbakterien, andererseits regen sie die Peristaltik an; sie regulieren das Stuhlvolumen und sorgen für eine optimale Stuhlausscheidung.
Probiotika wiederum sind Mikroorganismen, die unseren Darm in unvorstellbarer Menge besiedeln. Jene Bakterien und Hefen sorgen in Form des sogenannten Mikrobioms für eine optimale Verwertung des Speisebreis als Nahrung für unsere Körperzellen. Sie zerlegen dessen Inhaltsstoffe, die dann durch die Darmschleimhäute ins Blut übergehen, das dafür sorgt, dass die wichtigen, richtigen Nährstoffe in die Zellen kommen. Dort versorgen sie unseren Körper mit Energie und Gesundheit.
Allen voran sorgen Probiotika in allen fermentierten Gemüsen für unsere Darmgesundheit. Der Klassiker ist hier das gute alte Sauerkraut. Ein paar Gabeln rohes (!) Sauerkraut, Rübenkraut oder sonstiges fermentiertes Gemüse, Naturjoghurt, Kefir, Kimchi, Tempeh oder Brottrunk in die Mahlzeiten oder kurz davor einzubauen – darüber freut sich jeder Darm. Dabei

empfiehlt es sich z. B. bei Kimchi, am Anfang mit einer kleinen Portion zu beginnen, damit der Darm sich sozusagen eingewöhnen kann.

Der löchrige Darm

Viele Menschen in unserer Gesellschaft leiden unter dem sogenannten löchrigen Darm, auf Englisch *Leaky Gut Syndrome* genannt. Die Folgen davon können sich auf verschiedene Arten äußern: entzündliche Darmerkrankungen, Verdauungsstörungen, Durchfall oder Verstopfung, Bauchschmerzen, Blähungen, Völlegefühl, Fettstoffwechselstörungen, Hauterkrankungen bis hin zu Immunabwehrschwäche.
Der Hintergrund lässt sich einfach erklären: Durch Stress, Fehlernährung, die Einnahme von Medikamenten oder auch durch chronische Entzündungen kann die Darmschleimhaut immer dünner werden und es können sogar Löcher entstehen. Durch diese Löcher kommen Schadstoffe in die Blutbahn und überschwemmen unseren Körper, der wiederum mit chronischen Entzündungen, Energielosigkeit und Krankheit reagiert.

Was der Darm braucht

Damit der Darm gesund bleibt und/oder sich die Darmschleimhaut regenerieren kann, ist die entsprechende Ernährung ein unverzichtbarer Bestandteil. Die Lebensmittel(-Gruppen) im Anschluss wirken alle auf ihre Weise positiv auf die Darmflora.

Obst und grünes Blattgemüse

Obst versorgt uns in bester Weise mit Ballaststoffen, wenn wir es samt Schale und Fruchtfleisch verspeisen und nicht nur als Saft trinken.
Auch das gute alte „Grünzeug" ist nicht zu unterschätzen: Es liefert dem Darm als Ballaststoff Cellulose in Kombination mit Chlorophyll, welches traditionell als reinigende und entgiftende

Substanz gilt. Zusätzlich sind Blattgemüse arm an Zucker, aber gleichzeitig reich an sekundären Pflanzenstoffen, sodass die Darmflora nicht aus ihrem Gleichgewicht gebracht wird. Sie haben zudem eine starke antimikrobielle und entzündungshemmende, antioxidative Wirkung. Alle diese Eigenschaften tun dem Darm außerordentlich gut – besonders dann, wenn die Blattgemüse roh oder nur leicht gedünstet verzehrt werden.

Trinken, trinken und nochmals trinken!

Es gibt eine Reihe von Samen und Kleien, die, mit viel Wasser eingenommen und in Speisen gemischt, für einen guten Stuhlgang sorgen.

Achtung: Die folgenden Verdauungsschmeichler brauchen wirklich viel Flüssigkeit, um ihren Dienst gut verrichten zu können, andernfalls können sie mehr schaden als nutzen! Wenn nämlich zu wenig getrunken wird, kann es auch bei noch so gesunden Lebensmitteln zu unangenehmen Nebenwirkungen kommen, wie Völlegefühl, Verstopfung, Blähungen, Darmverschluss. Verantwortlich für diese Beschwerden sind dann aber nicht die Lebensmittel, sondern der Mensch, der sie nicht richtig einzusetzen weiß.

Aber was heißt „viel Flüssigkeit" konkret? Als Richtlinie gilt hier, über den ganzen Tag verteilt optimalerweise zwei Liter Wasser zu trinken. Das sollte nicht nur zeitgleich mit der Sameneinnahme (pro Teelöffel mindestens 250 ml Wasser) passieren.

Ein weiterer wichtiger Aspekt ist, dass diese Ballaststoffe am besten auf leeren Magen eingenommen werden sollten, wenn du damit therapeutische Erfolge erzielen möchtest – also nicht etwa zum Dessert.

Flohsamen/Flohsamenschalen

Flohsamen sind die Samen einer Wegerichart, die in vielen Ländern der Welt als sanftes und nebenwirkungsfreies „Abführmittel" eingesetzt werden.

Man erhält die Flohsamen als ganze Samen oder nur ihre Schalen. Da die meisten der Ballaststoffe in den Schalen zu finden sind, werden oft auch nur diese verwendet. Besonders empfehlenswert ist das feine Flohsamenpulver, da die groben Schalen die Darmschleimhaut reizen können.

Das Flohsamenschalenpulver besteht aus bis zu 90 Prozent Ballaststoffen. Ein Großteil davon sind die hochwirksamen löslichen Ballaststoffe, die dabei helfen, den Blutzuckerspiegel zu regulieren und überhöhte Cholesterinwerte zu senken.

Die Flohsamen quellen – besonders in Pulverform – bei Zugabe von Wasser um das Vielfache ihres ursprünglichen Volumens auf, sodass sich im Körper nach der Einnahme ein Gel entwickelt. Dieses legt sich schützend über die irritierte und entzündete Darmschleimhaut, sodass sich die Oberfläche darunter wieder regenerieren kann.

Für eine optimale Wirkung gehst du am besten ein- bis zweimal täglich so vor: Rühre 1 Teelöffel Flohsamenschalen in 200–300 Milliliter Wasser ein und trinke die Mischung sofort. Wenn du ganze Flohsamen zu dir nimmst, sollten es 1–2 Teelöffel und 250 Milliliter Wasser sein. Trinke danach immer noch ein zusätzliches Glas Wasser, damit die Samen im Darm gut quellen können.

Das Flohsamengel sorgt außerdem dafür, dass die Verdauung angeregt und der Stuhlgang erleichtert wird. Bei Durchfall hingegen vergrößert die Flohsamensubstanz das Stuhlvolumen und beruhigt die Peristaltik. Der Flohsamen eignet sich also sehr gut als regulierendes Mittel sowohl bei Durchfall als auch bei Verstopfung.

Bei der Passage durch den Darm saugt das Flohsamengel Giftstoffe auf, während die unlöslichen Schalenteile wie ein Besen mögliche Ablagerungen von den Darmwänden entfernen. Der Flohsamen hat somit eindeutig eine entgiftende, reinigende Wirkung und gehört daher auch meist zu den Hauptbestandteilen einer Darmreinigung.

Chiasamen

Auch Chiasamen bilden nach dem Einweichen mit Wasser binnen weniger Minuten eine gelartige Masse und können daher hervorragend die Verdauung anregen. Sie fördern die Darmpassage des Stuhls sowie die Gesundheit der Darmschleimhaut auf ähnliche Weise wie Flohsamen.

Was das Mischverhältnis betrifft, sollten auf ca. 1 Esslöffel Chiasamen mindestens 100 Milliliter Flüssigkeit kommen. (1–2 EL pro Tag sind bereits eine völlig ausreichende Menge.) Lass die Mischung mindestens 10–15 Minuten oder idealerweise 1–2 Stunden quellen. Das so entstandene Gel kannst du dann pur essen. Wichtig ist bei Chiasamen grundsätzlich, dass du sie nicht trocken isst, da sie im Körper stark aufquellen und das ansonsten zu Beschwerden führen kann.

Chiasamen werden außerdem meist als hochwertige Omega-3-Fettsäuren-Quelle bezeichnet, da sie zu 40 Prozent aus Fett bestehen und dieses sich wiederum zu über 50 Prozent aus essenziellen Omega-3-Fettsäuren zusammensetzt. Ein optimierter Fettsäurehaushalt hat weitreichende positive Auswirkungen auf das Herz-Kreislauf-System sowie den Blutfett- und Cholesterinspiegel.

Omega-3-Fettsäuren gelten als natürliche Entzündungshemmer. In Verbindung mit der gelartigen Konsistenz ist diese Kombination für den Darm eine echte Wohltat, ganz besonders, wenn entzündliche Darmerkrankungen vorliegen. Gut zu wissen ist dabei: Damit der Omega-3-Haushalt erhöht und die entzündungshemmende Wirkung voll ausgenutzt werden kann, müssen die Samen vor dem Verzehr fein gemahlen werden.

Leinsamen

Genau wie Floh- und Chiasamen ergeben Leinsamen zusammen mit Wasser ein Gel, regen die Verdauung an und wirken sich insgesamt sehr heilsam auf das Verdauungssystem aus. Nicht sel-

ten wird der Leinsamenschleim allein verwendet, also das Gel ohne die Samen. Besonders bei entzündlichen Magen-Darm-Erkrankungen (z. B. Gastritis) kann der Schleim sehr beruhigend, schützend, antientzündlich und somit heilend wirken.
Was die Herstellung und Anwendung betrifft, kannst du wie folgt vorgehen:

- Weiche die Leinsamen am Vorabend ein. Nimm dafür 2–3 Esslöffel Leinsaat auf einen halben Liter Wasser.
- Koche die Mischung am nächsten Morgen auf. Durch das Kochen entsteht noch mehr Schleim, das ist ganz normal und in diesem Fall erwünscht.
- Lass die gelartige Samen-Wasser-Mischung durch ein Sieb abtropfen. Die Samen kannst du entweder wegwerfen oder anderweitig verarbeiten. (Wenn du 1 EL gequollene Leinsamen mit 3 EL Wasser vermischst, ersetzt das z. B. ein Ei in Rezepten für Pfannkuchen oder Muffins.)
- Fülle den noch warmen Leinsamenschleim in eine Thermoskanne und trinke ihn schluckweise über den Tag verteilt. Trinke im Laufe des Tages außerdem unbedingt (!) bis zu zwei Liter Wasser zusätzlich, da der Schleim andernfalls zu Verstopfung führt.

Bei Verstopfung sollte man die Leinsamen nicht eingeweicht, sondern nur mit viel Wasser einnehmen. „Viel" bedeutet in diesem Fall, dass auf einen Esslöffel Leinsamen mindestens 250 Milliliter Wasser kommen sollten. So quillt die Masse erst im Magen-Darm-Trakt auf, was zu einem stärkeren Reiz auf die Darmwand führen soll.
Ähnlich wie Chiasamen bestehen Leinsamen aus sehr viel Fett mit hohen Omega-3-Anteilen. Auch hier kann der Körper die Nährstoffe und somit die Fette aus den gemahlenen Samen nutzen. Chia- und Leinsamen teilen zudem eine weitere Gemeinsamkeit:

Da die Omega-3-Fettsäuren äußerst oxidationsempfindlich sind, sollten beide Arten von Samen besser nicht in gemahlener Form gekauft werden. Idealerweise mahlst du die Samen unmittelbar vor dem Verzehr immer frisch zu Hause. Dafür eignet sich z. B. eine Kaffeemühle oder ein Mixer.
Inzwischen weiß man, dass der Leinsamen weit mehr kann, als „nur" die Verdauung anzuregen. Richtig eingenommen, können die Samen Herz-Kreislauf-Probleme reduzieren, das Krebsrisiko senken, antientzündlich wirken und Osteoporose sowie Wechseljahresbeschwerden lindern.

Haferkleie

In der Haferkleie findet man lediglich zehn Prozent unlösliche sowie etwas über acht Prozent lösliche Ballaststoffe. Das Verhältnis zwischen unlöslichen und löslichen Ballaststoffen ist hier sehr ausgewogen. Somit ist Haferkleie ein äußerst verträgliches Ballaststoffpräparat, das sich auch für Menschen mit einem empfindlichen Verdauungstrakt sehr gut eignet.
Der Verzehr von Haferkleie regt zuverlässig die Verdauung an und führt somit recht schnell – innerhalb von 14 Tagen – zu einem viel besseren Wohlbefinden im Bauchraum. Verstopfung wird aufgehoben, die Verdauung verbessert sich umfassend und der Stuhl lässt sich viel leichter ausscheiden. Blähungen verringern sich merklich und auch das Gefühl, aufgedunsen zu sein, mindert sich beim regelmäßigen Verzehr von Haferkleie deutlich. Sogar auf (chronische) Kopfschmerzen kann sich der tägliche Genuss von Haferkleie positiv auswirken, denn sie werden nicht selten durch Verstopfung bedingt.
Haferkleie gilt ferner als gute Präventionsmöglichkeit gegen Darmkrebs. Sie kann bei vielen Patienten mit chronisch entzündlichen Darmerkrankungen wie Colitis ulcerosa und Morbus Crohn hilfreich sein. Das gilt zumindest dann, wenn sie langfristig verwendet wird, wie Forscher der schottischen *University of Aberdeen* im *British Journal of Nutrition* (2024) erklärten.

Haferkleie entgiftet den Darm. So las man im Juli 2016 in dem wissenschaftlichen Journal *Food & Function* in einer Studie von Yuhui Li et al., dass Kleie offenbar Schwermetalle wie Cadmium aufnehmen und im Darm binden kann. Das Schwermetall wird dann mit dem Stuhl ausgeschieden. Dies ist unter anderem deshalb eine wesentliche Erkenntnis, weil Cadmium eines der allgegenwärtigen Schwermetalle in unserer Umwelt ist, dem kaum jemand entgehen kann. Indem du regelmäßig zur Kleie greifst, heilst du also nicht nur deinen Darm, sondern schützt den gesamten Organismus vor Schwermetallbelastungen.
Was die Menge betrifft, gelten etwa zehn Gramm Haferkleie als erforderlich, um die Verdauung anzuregen. Bei einer Mischung mit anderen Lebensmitteln, die für den Darm heilend wirken, reicht auch ein Teelöffel Haferkleie.

Mahl-Zeit statt Schling-Zeit

Es ist so genial einfach, aber in unserer getakteten und von Eile geprägten Zeit meist verloren gegangen: das Wörtchen „Mahlzeit". Wenn wir uns „Mahl-Zeit" wünschen, ist in diesem Wunsch bereits alles enthalten, was unseren komplizierten Verdauungsprozess beschreibt. Mahlen sollen wir jeden Bissen, also so lange kauen, bis der Bissen im Mund eine warme Suppe ist. Leichter gesagt als getan – wie oft denke ich mir im Beobachten, „Schling-Zeit" hätte da wohl besser gepasst.
Tatsächlich zieht sich ein ganzer Rattenschwanz durch den gesamten Verdauungsprozess, wenn der erste Schritt, das ausgiebige Kauen, vernachlässigt wird. Sich das „Mahlen" als neue Essensgewohnheit anzueignen, ist wohl einfacher, wenn man die damit verbundenen Zusammenhänge versteht.
Es beginnt damit, dass durch unsere Speisen Stärke in unseren Mund gelangt. Sie ist im Magen, weil wasserunlöslich, schwer verdaulich. Damit sie richtig verdaut wird, muss sie bereits im

Mund durch gründliches Kauen und die Enzyme im Speichel in eine wasserlösliche Vorstufe von Glukose umgewandelt werden. Achtung: Während einer Mahlzeit viel zu trinken, ist jedoch kontraproduktiv! Denn die Flüssigkeitszufuhr ist nicht etwa zuträglich – im Gegenteil, dadurch wird die Magensäure verwässert und die Verdauungskraft geschwächt.
Wird die Stärke also im Mund nicht abgebaut, gelangt diese nicht vorverdaute Stärke als klebriger Kleisterschleim in den Magen. Dieser versucht, damit fertigzuwerden, indem er den Brei in Gärung bringt. Es bildet sich Kohlensäure, die Blähungen verursacht und die Magenschleimhaut reizt.
Nun nimmt das Unheil seinen Lauf: Der vergärende, säuernde Speisebrei fließt in die Därme. Mit Mineralstoffen versucht der Darm, die Säuren auszugleichen. Dies führt zu Kalkentzug aus den Geweben, Knochen und Zähnen, zu einer Schädigung der gesunden Bakterienflora und zu einer Lähmung der Darmnerven. So entstehen auch Stoffwechselstörungen. Gerät das Ganze total aus den Fugen, entsteht ein löchriger Darm (siehe S. 141) mit all seinen gesundheitlichen Folgen. Die Darmwände nehmen Teile der unvollständig abgebauten Stärke auf und schleusen sie ins Gewebe, in die Gelenke und ins Blut. Dort entstehen Ablagerungen, die der Körper durch Schleimbildung loszuwerden versucht. Die Konsequenzen gehen weiter: Es kommt zu Wasseransammlungen, Krampfadern, Geschwüren, Entzündungen und Leberbeschwerden; zudem leiden Galle, Blase und vor allem die Nieren.
Damit wird ganz deutlich: Durch ausgiebiges Kauen können wir unseren Körper ganz einfach unterstützen und der Verdauung Gutes tun. Zudem wird dadurch das Sättigungsgefühl schneller wahrgenommen, sodass wir bewusster essen und dadurch gegebenenfalls auch Heißhungerattacken vorbeugen können – mehr dazu im nächsten Kapitel.

Was tun bei Heißhunger?

Bei Essensumstellungen kann es zwischendurch zu Heißhungerattacken kommen. Dafür gibt es unterschiedliche Ursachen:

- Zu lange Essenspausen bewirken Unterzucker – der Körper schreit nach Essen.
- Zu viele einfache Kohlenhydrate und Zucker in der Ernährung lassen den Blutzucker verrückt spielen.
- Psychische und emotionale Ursachen führen zu Gelüsten.
- Es liegt ein Nährstoffmangel vor, weil wir zu unausgewogen essen.

Jede Art von Heißhunger bzw. genauer gesagt alle spezifischen Gelüste haben einen Ursprung. Was kann es also bedeuten, wenn du das eine oder andere Lebensmittel einfach nicht mehr aus dem Kopf bekommst?

Was bedeutet der Heißhunger nach Fleisch?
Es kann sein, dass ein Mangel an Vitamin B oder Eisen besteht. Beide Bestandteile sind verantwortlich für die Bildung der roten Blutkörperchen. Weitere Anzeichen für einen Mangel sind Energielosigkeit und unerklärliche Müdigkeit trotz ausreichendem Schlaf. Vitamin B ist zudem Nervennahrung und sollte zugeführt werden, wenn die Nerven blank liegen, wenn du ständig gereizt bist und keine innere Ruhe findest. Ausgezeichnete Quellen für Vitamin B und Eisen sind beispielsweise Hefeflocken, Eier, Quark, Grünkohl, Spinat, Brokkoli, Amaranth, Hirse, Kürbiskerne, Linsen, Haferflocken.

Was bedeutet der Heißhunger nach Salzigem?
Der Salzhunger kann auf einen Natriummangel hinweisen. Eine Erkrankung der Nebenniere, hoher Blutdruck und Schilddrüsenerkrankungen können ebenso Ursache sein.

Was bedeutet der Heißhunger nach Fettigem?
Fettiges hat einen wohltuenden Effekt auf Körper und Psyche und beruhigt. Der Körper braucht nun einmal Fette, um gut funktionieren zu können. Hilfreich sind vor allem qualitativ hochwertige Fette: kalt gepresste pflanzliche Öle, Macadamia- und Walnüsse, Lein- und Chiasamen, Sesam oder Avocados. Besonders hervorheben möchte ich das Leinöl: Ein Esslöffel täglich tut unseren Blutgefäßen gut und schützt diese vor Erkrankungen.

Was bedeutet der Heißhunger nach Süßem?
Es kann sein, dass die Ernährung aus zu vielen einfachen Kohlenhydraten und Zucker besteht, sodass der Blutzuckerspiegel aus dem Gleichgewicht geraten ist. Dies verursacht Unterzucker, der den Heißhunger auslöst. Mit Bitterstoffen kann man den Heißhunger auf Süßes ausschleichen und ein großer Oberbauch geht langsam zurück.
Ein Heißhunger auf Süßes kann zudem bedeuten, dass die emotionale Süße des Lebens fehlt. Dies wird dann mit Zucker, Kuchen und Co. kompensiert. Auch bei Stress, Nervosität, Ängsten und Sorgen ist Süßes ein Seelentröster.
Zu guter Letzt ist es möglich, dass der Süßigkeiten-Hunger durch einen Nährstoffmangel ausgelöst wird, vor allem durch eine Unterversorgung mit Magnesium und Zink. Sehr viel Magnesium ist in der Kakaobohne enthalten; es gibt sie getrocknet oder geröstet zu kaufen. Kakaobohnen liefern sehr wertvolle Bitterstoffe und haben entsprechend einen etwas bitteren Geschmack. Für Sportler enthält sie viel Energie, die schnell abrufbar ist. Bitterschokolade mit hohem Kakaoanteil liefert nicht nur Magnesium, sondern weckt auch die Glückshormone Serotonin und Dopamin. Andere Zink- und Magnesiumquellen sind Nüsse, Sonnenblumenkerne, Kürbiskerne oder Trockenfrüchte.

Was kannst du tun, wenn es dich betrifft?
Beobachte dich und entdecke dein Heißhunger-Muster:

- Wann zeigt sich der Heißhunger?
- Worauf hast du Heißhunger?
- Sei ganz ehrlich mit dir selbst: Bist du überzeugt, dass du den Heißhunger wirklich loswerden willst?

Eine Heißhungerattacke dauert ca. eine Viertelstunde. Diese Zeit gilt es also zu überbrücken, um die Attacke erfolgreich hinter dir zu lassen. Du kannst z. B. folgende Ablenkungstaktiken versuchen:

- Trinke ein Glas Wasser.
- Iss einen Apfel, eine Banane oder ein paar Nüsse, Trockenfrüchte, eine Karotte ...
- Geh spazieren, leg dich in die Badewanne, tu etwas, das du gerne tust ...

Es kann aber auch sein, dass der Heißhunger auf körperliche oder seelische Störungen hindeutet. Sollte dir ein starkes Verhaltensmuster auffallen, gegen das du dich einfach machtlos fühlst, konsultiere am besten einen Arzt und lass von Fachleuten abklären, ob tiefer liegende Probleme dahinterstecken könnten.

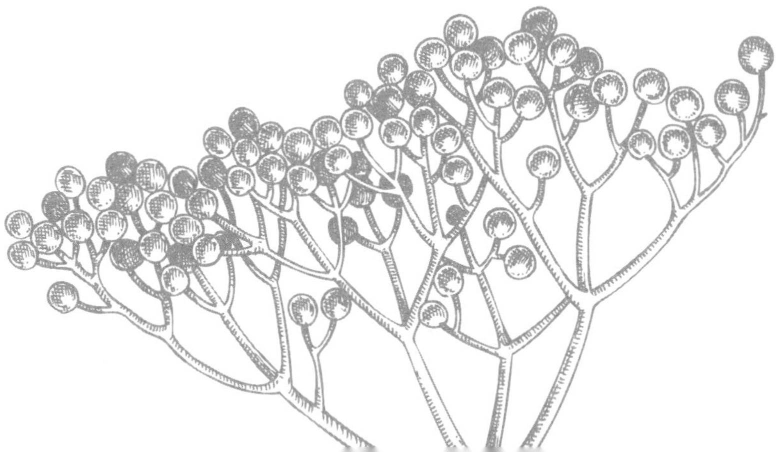

Nahrung aus der Natur

Mutter Natur schenkt uns alles, was wir an Nährstoffen brauchen. Nehmen wir als Beispiel den Apfel: Das Zusammenspiel aller Inhaltsstoffe – angefangen bei den Ballaststoffen, Vitaminen, Mineralstoffen und sekundären Pflanzenstoffen bis zu Biophotonen und noch viel mehr – ist derart ausgewogen, dass man es niemals künstlich-industriell nachbauen könnte. Kein Nahrungsergänzungsmittel kann dem das Wasser reichen. Um alle unsere Zellen gut zu nähren, genügt eine ausgewogene, abwechslungsreiche, qualitativ hochwertige Ernährung.

Eine kleine Auswahl dieser von der Natur optimal zusammengesetzten „Gesamtpakete" möchte ich an dieser Stelle betrachten.

Eiweißbomben

Wer tierische Produkte isst, kennt die klassischen Proteinlieferanten: Eier, Hähnchenbrust, Putenbrust, mageres Rindfleisch, frischer Thunfisch, Lachs, Kabeljau, Magerquark, Parmesan, Emmentaler und Co.
Auf der vegetarisch-veganen Seite gesellen sich als Eiweißquellen folgende Lebensmittel dazu:

- Hülsenfrüchte wie Lupinen, Linsen, Kichererbsen, schwarze Bohnen, Erbsen sind hervorragende Proteinquellen und enthalten auch viele Ballaststoffe.
- Nüsse und Samen: Mandeln, Walnüsse, Erdnüsse, Chiasamen, Leinsamen und Hanfsamen sind proteinreich und stecken voller gesunder Fette.
- Sojaprodukte: Tofu, Tempeh und Edamame sind reich an Proteinen. Sie enthalten auch noch alle essenziellen Fettsäuren.
- Quinoa: Dieses Pseudogetreide enthält alle neun essenziellen Aminosäuren und ist eine vollständige Proteinquelle.
- Amaranth, ein weiteres Pseudogetreide, bietet eine gute Menge an Proteinen.
- Hafer und Haferflocken sind nicht nur eine gute Quelle für Ballaststoffe, sondern auch für Proteine.
- Spinat und andere Blattgemüse enthalten ebenfalls in geringeren Mengen pflanzliche Proteine und tragen damit zur täglichen Proteinzufuhr bei.
- Seitan, auch bekannt als Weizengluten, ist eine proteinreiche Fleischalternative.

Eisenbomben

Besonders für Menschen, die kein Fleisch essen, ist die zusätzliche Versorgung mit einem Eisenpräparat wichtig, da Eisen vor allem in rotem Fleisch, Hähnchen, Pute oder Lamm enthalten ist. Gute Eisenquellen sind auch Muscheln, Sardinen und Austern sowie Eier.

Pflanzliche Lebensmittel, die als besonders gute Eisenquellen dienen, sind beispielsweise:

- Hülsenfrüchte;
- Pellkartoffeln oder Ofenkartoffeln mit Schale;

- Kakaopulver, Rohkakao und Bitterschokolade;
- Spirulina-Algen;
- Kürbiskerne, Cashewkerne, Sesam, Mandeln, Erdnüsse und Pistazien;
- Haferflocken, Quinoa und Vollkornbrot;
- grünes Gemüse, vor allem Brokkoli, Grünkohl und Mangold;
- getrocknete Aprikosen oder Pflaumen sowie Rosinen.

Vitamin-C-Bomben

Eine große Menge Vitamin C liefern unter anderem folgende Pflanzen:

- rohes Sauerkraut und alle fermentierten rohen Gemüse;
- Zitrusfrüchte: Orangen, Grapefruits, Zitronen, Limetten;
- rote Paprika: Hier ist der Gehalt sogar noch höher als in Zitrusfrüchten;
- Kiwi, Erdbeeren, Ananas, Mango und Guave;
- Brokkoli, Rosenkohl, Tomaten, Spinat, Erbsen und Blumenkohl.

Achtung: Vitamin C ist sehr hitzeempfindlich, diese Lebensmittel sollten also möglichst roh oder nur schonend gegart verzehrt werden!

Vitamin-D-Bomben

Das „Sonnenvitamin" wird nicht ausschließlich durch Sonnenlicht synthetisiert, sondern steckt auch in vielen Lebensmitteln. Im Winter und bei wenig Sonneneinstrahlung empfiehlt es sich, den Vitamin-D-Spiegel messen zu lassen und eventuell durch Nahrungsenergie aufzufüllen.
Hervorragende Vitamin-D-Quellen sind:

- fettreiche Fische wie Lachs, Makrele, Sardine, Thunfisch;

- Rinderleber;
- Eigelb;
- Lebertran;
- Champignons, Shiitake und Pfifferlinge.

Mittlerweile sind in den Supermarktregalen auch Frühstücksflocken und Kokosmilch zu finden, die mit Vitamin D angereichert sind.

Omega-3-Fettsäuren-Bomben

Diese essenziellen Fettsäuren sind für die Gesundheit besonders wichtig und kommen in fettreichen Fischen vor:

- Lachs;
- Makrele;
- Sardine;
- Hering;
- Thunfisch;
- Heilbutt;
- Tintenfisch;
- Austern;
- Krabben;
- Seezunge.

Auch in diversen pflanzlichen Lebensmitteln sind Omega-3-Fettsäuren enthalten:

- Lein- und Chiasamen;
- Pekan- und Walnüsse;
- Mandeln;
- Kürbiskerne;
- verschiedene Öle wie Leinöl, Hanföl, Algenöl, Rapsöl, Sojaöl, Walnussöl;
- Gemüse wie Spinat, Grünkohl, Rucola, weiße Bohnen, Sojabohnen.

Magnesium-Bomben

Wenn du mehr Magnesium in die Ernährung einbauen möchtest, kannst du dich an folgende Lebensmittel halten:

- Rohkakao und Bitterschokolade;
- Mandeln, Cashew-, Sonnenblumen- und Kürbiskerne sowie geschrotete Leinsamen;
- Haferflocken, Vollkorngetreide, Quinoa und Vollkornreis;
- Hülsenfrüchte;
- Spinat, Mangold, Grünkohl, Kartoffeln (mit Schale) und Brokkoli;
- Bananen, Avocado, Feigen, Rosinen, Äpfel und Karotten;
- Makrele, Heilbutt und Lachs;
- Joghurt und Hartkäse.

Calcium-Bomben

Äußerst effektive Calcium-Quellen sind unter den tierischen Produkten:

- Milch, Joghurt und Käse;
- Sardinen, Lachs und Regenbogenforelle.

Im Bereich der pflanzlichen Nahrung sind empfehlenswert:

- Brokkoli, Grünkohl und Chinakohl;
- Spinat;
- Kürbis;
- Artischockenherzen;
- Süßkartoffeln;
- Feigen;
- Mandeln und Sesam;
- Vollkorngetreide;
- Bohnen, Kichererbsen und Linsen.

Vitamin-B12-Bomben

Menschen, die weder Fisch noch Fleisch essen, brauchen dies als Nahrungsergänzung. Folgende tierische Produkte enthalten viel Vitamin B12:

- Rind und Geflügel;
- Lachs, Makrele, Forelle, Hering, Sardinen und Thunfisch;
- Muscheln und Austern;
- Eier.

Pflanzlich lässt sich Vitamin B12 nur über Soja, Mandeln und Bierhefe aufnehmen.

Folsäure (Folate) und Vitamin B9

Für schwangere Frauen ist die Folsäure besonders wichtig, da sie – neben den generellen Vorteilen einer besonders abwechslungsreichen Ernährung – für die gesunde Entwicklung des Fötus eine große Rolle spielt. Diese Lebensmittel sind zu empfehlen, um die Folsäure-Aufnahme zu erhöhen:

- Spinat, Grünkohl, Brokkoli, Spargel, Rosenkohl, grüner Salat und Kohlrabi;
- Linsen, Kichererbsen, schwarze Bohnen und Erbsen;
- Reis, Weizenkeimlinge und Hefe;
- Orange, Grapefruit, Avocado, Papaya, Banane und Honigmelone;
- Erdnüsse sowie Samen aller Art;
- Krabben und Heilbutt;
- Vollkornprodukte;
- Eier.

An diesen wenigen Beispielen wird verständlich, dass ein einigermaßen gesunder Mensch bei einer ausgewogenen Ernährung keine künstlichen Nahrungsergänzungsmittel braucht. (Es gibt

einige wenige Ausnahmen, was bei einer veganen oder vegetarischen Ernährung supplementiert werden sollte.)
Ernährung hat maßgeblich auch damit zu tun, Verantwortung für die eigenen Entscheidungen zu übernehmen. Nie in der Menschheitsgeschichte gab es alles und noch viel mehr mundfertig verpackt, konserviert, geschmacksverstärkt, künstlich gefärbt, so ohne Mühe aus dem Regal zu nehmen. Dazu kommt, dass gewinnorientierte Konzerne Ängste vor einer Unterversorgung mit Mineralstoffen, Spurenelementen usw. schüren und viele Influencer über allzu schöne Versprechen teils eine gewisse Manipulation ausüben. Das ist nachvollziehbar – mit der Angst des Menschen lassen sich gute Geschäfte machen. Es gilt, kritisch zu bleiben in Hinblick darauf, was man auf dem Teller haben möchte. Denn mit abwechslungsreicher Ernährung sorgt Mutter Natur eigentlich bereits in überreichem Maße für die Gesundheit unserer Zellen.

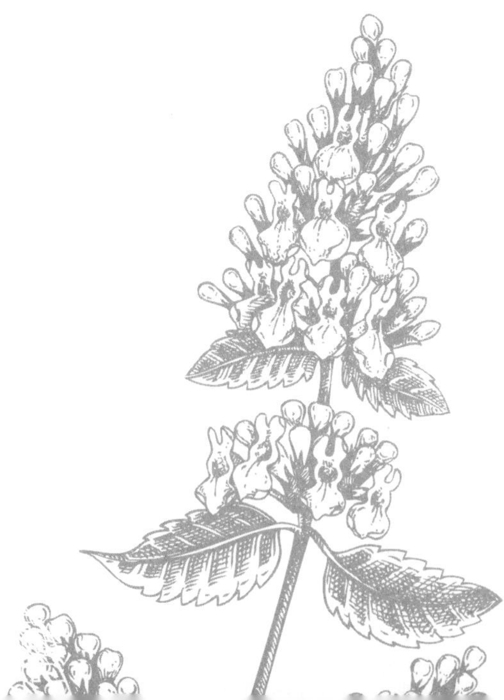

Sanfte Medizin

Es gibt viele Möglichkeiten, die Gesundheit von Körper, Geist und Seele auf natürliche Weise zu unterstützen. Besonders bei kleineren Wehwehchen genügen oftmals schon sanfte, natürliche Heilmittel gepaart mit ein wenig Geduld. Diese Art sanfte „Medizin" tut gut und bereichert das Leben. Bei schwereren Krankheitsverläufen kann es teils zu umso besseren, sanften Heilerfolgen kommen, wenn die medizinische Versorgung um alternative Methoden ergänzt wird.

Wasser: Heiß-Kalt-Wechsel, Wassertreten, Fußbäder und Wickel

Wenn wir von Wasser als Heilmittel hören, denken wir sofort an Sebastian Kneipp, der an sich selbst die Heilkraft des Wassers erfahren durfte und darauf eine ganzheitliche Gesundheitslehre aufgebaut hat. Dies war zu Kneipps Zeiten nicht neu, gibt es doch aus der Antike reichlich Beispiele, dass Wasser schon immer zu Gesundheitszwecken genutzt wurde: Thermen, Frigidarien, Schwitzbäder, Trinkkuren oder Heliotherapie.

Kneipp machte aus den unterschiedlichen Wasseranwendungen eine ganzheitliche Therapie, indem er Ernährung, Heilpflanzen, Bewegung und Lebensführung mit den Wasseranwendungen

kombinierte. Diese Herangehensweise ist heute wie damals eine große Bereicherung.
Einfaches Wassertreten in einer Kneippanlage oder in einem Gebirgsbach, Tau- und Schneetreten, Barfußlaufen, Arm-, Schenkel- und Kniegüsse, Fuß- und Vollbäder, der Ganzkörperguss unter der Dusche, Waschungen, Brust-, Leib- und Leberwickel oder feuchte Wickel in Kombination mit Lehm, Quark, Essig oder Kräuterauflagen (z. B. bei Fieber): Diese sind nur einige der zahlreichen Möglichkeiten, die Heilkraft des Wassers zu nutzen. Im Anschluss möchte ich einige ganz unkomplizierte und umso wirksamere Kneipp-Methoden vorstellen. Du kannst sie jederzeit in deinen Alltag einbauen. Das kostet nichts – du musst es einfach nur tun!

Ganzkörperguss

Wasseranwendungen mit Warm-Kalt-Wechsel sind stärkend für das Immunsystem und anregend für Kreislauf und Nervensystem. Ein aufsteigender Ganzkörperguss mit kaltem Wasser nach einer warmen Dusche ist der Königsweg als Start in den Tag. Dafür brauchst du einen Duschschlauch, von dem der Kopf abgeschraubt werden kann, damit das Wasser nicht als Duschregen, sondern als Strahl fließt. Beginne außen am rechten Fuß, dem Punkt, der vom Herzen am entferntesten ist. Bewege den Wasserstrahl bis hoch in die Leistenbeuge und innen am Bein wieder hinunter. Wiederhole den Vorgang auf der linken Seite. Als Nächstes kommen nach dem gleichen Prinzip die Arme dran, beginnend mit den Fingerspitzen der rechten Hand. Weiter geht es in kreisenden Bewegungen über Gesicht und Brustkorb. Nacken, Schultern und Rücken kommen als Nächstes dran. So startest du frisch mit Energie aufgeladen in den Tag.

Wassertreten

Nicht weniger erfrischend ist das Wassertreten. Wer das schon einmal gemacht hat, z. B. nach einer anstrengenden Bergtour in einem kalten Gebirgsbach, weiß: Die Beine fühlen sich danach an wie neu geboren. Aus Erfahrung weiß ich, wie entspannend nach einem langen Pilgertag die warme Dusche mit einem kalten Abschluss ist. Wichtig ist, sich danach nicht abzutrocknen, sondern nur das Wasser abzustreifen, sich in ein Badehandtuch zu wickeln und dann für eine halbe Stunde fest zugedeckt ins Bett zu legen – die Müdigkeit ist wie weggeblasen!

„Kneipp-Kaffee"

Auch der „Kneipp-Kaffee", bei dem man die Unterarme in einem kalten Brunnen hin- und herbewegt, lässt die Müdigkeit nach dem Mittagessen verschwinden. Möchtest du hingegen den gegenteiligen Effekt erreichen und den Körper in die Entspannung bringen, kann ein Fußbad mit ansteigender Hitze bei Schlafstörungen Wunder vollbringen. Du beginnst dabei mit hautwarmem Wasser und gießt alle paar Minuten etwas heißes Wasser nach. Je nachdem, wie heiß du es haben möchtest, kann die Temperatur am Ende bis zu 42 Grad betragen.

Wickel

Keine Kneipp'sche Erfindung, aber nicht weniger wirksam sind Wickel. Sie sind als alte Hausmittel bei der älteren Generation noch sehr lebendig in der Erinnerung. Der bereits vorgestellte Leberwickel (S. 132) gehört als unterstützende Maßnahme zu jeder Art des Fastens dazu. Darüber hinaus gibt es noch folgende Varianten, die jeweils ihre ganz eigenen Vorteile mitbringen:

- Quarkwickel kühlen und helfen bei Entzündungen, Verstauchungen und Zerrungen.

- Warme Wickel lösen Muskelverspannungen und verhelfen auch zur Entspannung eines verkrampften Magen-Darm-Trakts.
- Lehmwickel mit Heilerde wirken sehr beruhigend bei Schwellungen.
- Sehr beliebt ist auch der Krautwickel, z. B. bei Hautentzündungen, blauen Flecken, Insektenstichen, Gelenkbeschwerden. Für die Wickel werden einige Blätter des Weißkohls ausgedrückt, um sie weich zu machen und an den Saft zu kommen.

Einen Wickel anzulegen, ist äußerst einfach. Wie schon beim Leberwickel beschrieben, musst du nur ein Baumwoll- oder Leinentuch nass machen und auf die entsprechende Stelle legen, alles mit einem Handtuch umwickeln und mit einer Decke isolieren. Leg dich hin und deck dich fest zu, sodass du es warm hast. Der Wickel soll wenigstens 20 Minuten aufliegen, ein Leberwickel auch länger. Achte darauf, anschließend weiterzuruhen.

Schüßlersalze

Schüßlersalze sind Mineralsalze in stark verdünnter Form, die auf den Arzt Wilhelm Heinrich Schüßler (1821–1898) zurückgehen. Er ging davon aus, dass bestimmte Mineralstoffe für die Funktion der Körperzellen unverzichtbar sind. Diese Salze sollten bei einem Ungleichgewicht helfen, den Stoffwechsel zu regulieren, so die These. Unterteilt wird dabei in zwölf „Funktionssalze" und 15 Ergänzungssalze, die jeweils einem bestimmten Mineralstoff entsprechen, etwa Calcium, Kalium, Eisen.
Einnehmen kannst du die Salze in Tablettenform und gemäß den Empfehlungen. Sie gelten in der Naturheilkunde als sanfte Unterstützung, nicht als Ersatz für eine medizinische Therapie. Auch wenn es bislang keine wissenschaftlichen Belege für eine Wirk-

samkeit über den Placeboeffekt hinaus gibt, können Schüßlersalze sich als durchaus hilfreich erweisen – so jedenfalls meine eigene Erfahrung.

Meine erste Begegnung mit der Heilkraft der Schüßlersalze ist bereits 35 Jahre her. Damals wurde meine kleine Tochter, gerade im Kindergartenalter, von starken Wachstumsschmerzen geplagt. Nichts wollte ihre Schmerzen lindern, weder Einreibungen noch Massagen brachten Erleichterung. Mein Bruder Josef war gerade in Ausbildung in München in der Heilpraktikerschule. Als ich ihm unser Leid klagte, empfahl er, wir sollten es mit einigen bestimmten Schüßlersalzen probieren. Er gab mir die entsprechenden Nummern der Salze – und nach wenigen Tagen waren die Schmerzen meiner Tochter vollständig verschwunden. Seither sind die Schüßlersalze unsere ständigen Begleiter und nach wie vor unsere erste Wahl bei vielen kleinen Beschwerden. Sie haben oft auch schon vorbeugend gute Dienste geleistet.

Grundsätzlich zählen folgende Schüßlersalze zu den am häufigsten verwendeten:

- Nr. 3 *Ferrum phosphoricum* wird traditionell bei ersten Anzeichen von Erkältungen und leichten Entzündungen eingesetzt.
- Nr. 7 *Magnesium phosphoricum* gilt als „Krampfsalz" und kann bei Muskelverspannungen oder nervöser Unruhe hilfreich sein.
- Nr. 11 *Silicea* wird nicht ohne Grund auch „Schönheitssalz" genannt – es soll Haut, Haare und Nägel stärken.

Bitterkräuter nach Bertrand Heidelberger

Vieles von dem heutigen Wissen um die Wohltat der Bitterkräuter auf unsere Verdauung, besonders auf die Kraft und Gesundheit von Leber und Galle, haben wir Bertrand Heidelberger (1845–1925) zu verdanken. 50 Jahre lang hat er sich damit auseinandergesetzt, dazu geforscht und das Ergebnis seiner Beobachtungen als Vermächtnis mit der Nachwelt geteilt. Heidelbergers Erkenntnisse sind heute aktueller denn je. So stellte er fest, dass zu viel Schleim im Körper die Ursache für viele Krankheiten darstellt. Schleimdrüsen befinden sich im Speichel, im Magensekret, in der Galle, im Lungenapparat und Urogenitalbereich. Dieser zähflüssige Schleim hat vielfältige Aufgaben und – solange er nicht überhandnimmt – durchaus seine Berechtigung.

Was Schleim im Körper bewirkt

Der Mundspeichel beispielsweise feuchtet den Nahrungsbissen an, durchsetzt ihn mit Verdauungsenzymen und erleichtert das Schlucken. Außerdem dient er zur Selbstreinigung der Mundhöhle. Der Magenschleim bedeckt die Innenhaut der Magenwand und schützt dadurch den Magen vor Verätzung durch die Magensäure. Der Schleim des Darms wird im Zwölffingerdarm produziert und hat die Aufgabe, die Nährstoffe aus dem Nahrungsbrei aufzunehmen.
Außerdem soll Schleim die empfindlichen inneren Auskleidungen des Körpers befeuchten und schützen. Auch die Atemwege sind schleimgeschützt und die schleimigen Absonderungen helfen den Atemwegen und den Flimmerhärchen in der Nase dabei, Staub und Bakterien loszuwerden. Besonders bei Erkältungskrankheiten fungiert eine übermäßige Schleimproduktion gewissermaßen als Abwehrmaßnahme, um möglichst viel an Entzündetem und Giftstoffen loszuwerden.
Der Körper produziert generell viel Schleim, um Abfälle, abgestorbene Gewebeteile, Kalk, Cholesterin und überschüssige Eiweiße ausscheiden zu können. Solange Schleimproduktion und -absonderung im Gleichgewicht sind, ist der Organismus intakt. Gerät dieses Gleichgewicht allerdings aus den Fugen, muss der Körper Abfall und Schleim irgendwie lagern. Er trägt sie mit sich

herum, was bald schon zu gesundheitlichen Problemen führt. In dem Moment aber, in dem der Organismus den Schleim mit diesen Giften loswird, bessert sich auch der Gesundheitszustand sehr schnell wieder.
Eine vorbeugende Maßnahme ist also, Nahrungsmittel, die besonders viel Schleim bilden, nur in Maßen zu essen. Dazu zählen vor allem tierische Eiweiße, Auszugsmehle, Mais, Sojaprodukte, zuckerhaltige Lebensmittel, frittierte und fettige Speisen. Deshalb ist eine ausgewogene Ernährung mit viel Gemüse, vorwiegend pflanzlicher, möglichst naturbelassener Kost eine gute Voraussetzung für ein gesundes Leben und Vitalität bis ins hohe Alter.

Die Bitterkräuter als Geheimnis einer guten Verdauung

Wie aber kann nun ein Gleichgewicht hergestellt und erhalten bleiben? Heidelbergers Untersuchungen sehen die Lösung in der täglichen Aufnahme von Bitterstoffen, wie sie in unseren Heilkräutern enthalten sind. Im Mittelpunkt stehen dabei sieben Kräuter: der extrem bittere Wermut, die schwefelhaltige, bitter-würzige Schafgarbe, Wacholder, Fenchel, Anis, Kümmel und Bibernelle. Daraus stellte Heidelberger ein schleimlösendes und -ausscheidendes Pulver zusammen. In einem bestimmten Verhältnis vermischt, wirken diese Kräuter sehr gesundheitsstärkend und heilend und haben eine gemeinsame Wirkung: Sie lösen fortlaufend den überschüssigen Schleim und können gesunde Blutwerte stark begünstigen.
Bitterstoffe unterstützen zudem die Leber und die Galle in der Verdauungsarbeit. Sie helfen dem Körper, überschüssigen Schleim loszuwerden und so das Gleichgewicht wiederherzustellen. Jegliche Art von Bittergemüse und Kräutern, die wir in der Natur sammeln und in unseren Speiseplan einbauen, sind unbezahlbar. So wird es möglich, ganz ohne die Gefahr unliebsamer, gefährlicher

Nebenwirkungen die Verdauungselemente zu stärken und zu aktivieren und dem Körper bei der Schleimausscheidung zu helfen.

Heilsames für Leber, Galle und Darm

Die Mariendistel ist insbesondere als Leber-Heilpflanze bekannt. Sie schützt die Leber vor schädlichen Einflüssen, hilft ihr bei der Regeneration, wirkt zellschützend und fördert ihre Entgiftungsfähigkeit. Zudem regt die Mariendistel die Bildung von Gallenflüssigkeit an und fördert die Verdauung. Da sie zu einer der am besten untersuchten Heilpflanzen gehört, weiß man inzwischen, dass sie auch bei Diabetes und Krebserkrankungen eingenommen werden kann.

Für den Darm wiederum ist Sauermolke ein hilfreicher Begleiter. Der Schweizer Arzt Samuel Tissot schrieb 1779: „Ich getraue mir zu behaupten, dass Molke eines der größten Heilmittel ist, die in der Natur vorhanden sind." Sauermolke ist ein Nebenprodukt der Quark- und Käseherstellung, wenn dafür Milchsäurekulturen verwendet werden. (Wird Lab verwendet, dann entsteht Süßmolke, die nicht die Eigenschaften von Sauermolke hat.)

Die in der Sauermolke enthaltenen Milchsäurebakterien sorgen für eine gesunde Darmflora und stärken damit die Verdauungstätigkeit und das Immunsystem. Viele wichtige Nährstoffe wie Proteine, Vitamine, vor allem viele B-Vitamine machen die Sauermolke so wertvoll. Zudem strotzt sie vor Calcium, was zur Osteoporose-Vorbeugung wichtig ist, und sorgt mit viel Magnesium und Phosphor für Vitalität und Jugendlichkeit. Die Milchsäure gibt den Darmzellen Energie; zudem schützt das von ihnen gebildete Mucin die Darmwände vor Entzündungen. Zink und Natrium können besser aufgenommen werden, sodass Verdauung und Stuhlgang gut funktionieren. Sauermolke gleicht den Wasserhaushalt im Körper aus, was besonders nach dem Sport und an heißen Tagen sehr wertvoll ist.

Basenbildend essen und trinken

Die bisherigen Kapitel haben gezeigt, dass eine Ernährungsumstellung für das Wohlbefinden und eine ganzheitliche Gesundheit den entscheidenden Unterschied machen kann. Wenn so eine Umstellung für dich nun zunächst nach großem Aufwand klingt, sei unbesorgt: Es ist tatsächlich einfach, die Ernährung auf vorwiegend basenbildende Speisen umzustellen und damit jene Säure-Basen-Balance herzustellen, die das ideale Milieu für Gesundheit und Wohlbefinden ist. Dabei geht es darum, von allem zu essen, nichts kategorisch auszuschließen.

Der erste Schritt besteht darin, die großen Gruppen der säure- und basenbildenden Lebensmittel zu unterscheiden und dieses Wissen zu verinnerlichen. Dann kannst du dich genauer mit den einzelnen Zutaten deiner Gerichte auseinandersetzen. Was das betrifft, ist eine gewisse Gelassenheit zu empfehlen: Nicht auf jedem Teller muss das 80-zu-20-Verhältnis zu finden sein. Mit diesem Gedanken im Hinterkopf ersparst du dir Verbissenheit (mit der du wiederum in die Säure gehst). Lass dich hier einfach von deinem Hausverstand anleiten.

Wenn du morgens und mittags mehr in der Säure bist, dann gleicht eine Gemüsesuppe am Abend das wieder aus. Hast du

dich einige Tage eher sauer ernährt, ernährst du dich anschließend einfach wieder einige Tage vorwiegend basisch. Bereits ein Kartoffel-, Hirse- oder Gemüsetag wirken Wunder. Auch das Weglassen von süßen Getränken bewirkt sehr viel, denn dies sind meist Kalorien- und Säureschübe.
Abgesehen davon findest du anschließend einige Rezepte und Empfehlungen, wie du deine basenbildende Ernährung unterstützen kannst.

Basenkräutertee-Mischung

Die Teemischung ist stimmungsaufhellend, wärmend, sehr basenbildend und unterstützt die Verdauung. Ich mag den Geschmack von Fenchel, Kümmel und Anis sehr gerne, die Süßholzwurzel verleiht der Teemischung eine angenehme Süße. Ein Stück Ingwer, ein klein wenig Zimtrinde und eine Gewürznelke machen die Mischung zu einem wärmenden Wintertee. Die Teemischung eignet sich auch gut als Getränk während einer Fastenwoche oder während des Basenfastens. Mir macht der Tee immer ein heiteres Gemüt und ein gutes Bauchgefühl.

Du brauchst:

- 100 g Fenchelsamen
- 60 g Kümmel
- 60 g Anis
- 60 g Süßholzwurzel

Mische alle Kräuter und bewahre die Mischung in einem luftdicht verschließbaren Gefäß auf. Für eine Tasse Tee braucht es ca. einen gestrichenen Teelöffel der Teemischung. Lass den Tee ca. zehn Minuten ziehen.

Sprossen ziehen: Vitalstoff-Bomben für den Winter

In Körnern und Samen ruhen wahre Nährstoffkraftpakete. Wenn du diese aktivierst, indem du sie keimen lässt, erwartet dich ein echtes Vitalstoffwunder. Der Enzymanteil in den gekeimten Körnern, Samen, Hülsenfrüchten, Nüssen erhöht sich dann fast um das Fünfzigfache. Dadurch werden diese Pflanzen für den Organismus des Menschen optimal aufnahmebereit.
Sprossen stellen den absolut höchsten Nährstoffgehalt aller Nahrungsmittel bereit. Zudem sind diese die besten Basenbildner überhaupt. Sie enthalten alle Stoffe, die unsere Zellen brauchen: Vitamin C und alle anderen Vitamine in rauen Mengen, sogar Vitamin B12, Mineralstoffe, Spurenelemente, Enzyme, essenzielle Amino- und Fettsäuren sowie gut aufgeschlüsselte Kohlenhydrate. Die Lebendigkeit der Sprossen, in denen volle Lebenskraft steckt, bündelt auch das Sonnenlicht und versorgt uns mit dem oft unterschätzten Chlorophyll.
So ziehst du dir deine Vitalstoff-Lieferanten: Gib zunächst 1–2 Esslöffel Samen in ein Keimglas. (Diese Gläser haben im Vergleich zu einem Marmeladenglas o. Ä. einen Schraubdeckel mit Sieb und können leicht schräg aufgestellt werden, damit überschüssiges Wasser ablaufen und Luft zirkulieren kann.) Spüle alles mit Wasser durch und lass die Samen dann zwei Stunden mit Wasser bedeckt stehen. Seihe das Wasser ab und stell das Keimglas dann auf die Fensterbank. Wiederhole diesen Vorgang mindestens zweimal täglich. Das ist sehr wichtig, damit sich kein Schimmel bildet. Sobald das Korn aufgesprungen ist, kann es bereits als Sprosse verzehrt werden. Es ist dann kein Getreide mehr und bildet damit im Körper keine Säure, sondern zählt zu den Gräsern und ist basenbildend. Die fertigen Sprossen bewahrst du am besten im Kühlschrank auf. So wird der Keimprozess stark verlangsamt und sie sind 2–5 Tage haltbar.

Ich ziehe am liebsten Sprossen aus Sonnenblumenkernen und Mungbohnen. Sie benötigen am wenigsten Aufmerksamkeit, keimen sehr schnell, schmecken hervorragend und gelingen mir immer. Mit den frischen Sprossen werte ich fast alle meine Speisen auf: Frühstücksbrei, Salate, Suppen, Reis, Nudeln usw. Ein schmackhaftes Gericht oder Beilage ist Kartoffelsalat mit frischen Sprossen.

Fermentiertes Gemüse

Wer kennt ihn nicht, den Sauerkrautbottich im Keller? Er mag heute zwar kein Standard mehr sein – aber das ist schade, denn nichts entwickelt so viel Vitamin C wie Sauerkraut!
Mit fermentiertem Gemüse können wir uns im Winter mit wertvollen Vitaminen, Mineralstoffen und Spurenelementen versorgen. Die lebendigen Bakterien sorgen für eine gesunde Darmflora, stärken unsere Abwehrkräfte und machen immun gegen viele Krankheiten. Im Darm sitzt das Immunsystem – wenn dies intakt ist, haben Bakterien, Parasiten, Pilze und auch chronische Krankheiten keine Chance. Entsprechend ist milchsauer Vergorenes bei zahlreichen Verdauungs- und Gesundheitsstörungen wie Magengeschwüren, Colitis, Lebensmittelallergien, schlechter Verdauung, Ausscheidung ein wahrer Segen.
In dem fermentierten Gemüse sind die natürlichen Enzyme und Milchsäurebakterien aktiv. Sie schaffen ein ausgewogenes Milieu in den Verdauungsorganen und harmonisieren die Darmflora. Das funktioniert allerdings nur, wenn wir das fermentierte Gemüse roh und im nicht erwärmten Zustand essen. Auch pasteurisiert darf es nicht sein, denn dieser Vorgang tötet ebenso wie das Kochen die Lebendigkeit ab.
Das rohe Sauerkraut und anderes fermentiertes Gemüse heilen den Darm von schädlichen Mikroorganismen und bauen die Darmflora (wieder) auf. Dadurch verschwindet sehr oft

das unkontrollierte Verlangen nach Süßem und leeren Kohlenhydraten.
Dein eigenes fermentiertes Gemüse kannst du jederzeit selbst ansetzen.

Zutaten für ein 1-l-Glas:

- 600–800 g Gemüse, je nach Sorte und Zuschnitt (Weißkohl, Rote Bete, Kohlrabi, Karotten, Kürbis, Peperoni, Rotkohl, eigentlich eignen sich fast alle Gemüse auch gemischt mit Äpfeln)
- 300–500 ml abgekochtes Wasser, falls durch Kneten und Salzzugabe nicht genug Gemüsesaft entsteht (siehe unten)
- Gewürze nach Geschmack
- 10 g Kristallsalz

Beginne damit, das Gemüse zu raspeln bzw. zu hobeln und in einer Schüssel mit dem Salz zu mischen. Stampfe und drücke die Gemüsestücke kräftig, damit Gemüsesaft entsteht.
Schichte das Gemüse abwechselnd mit Gewürzen nach Geschmack (für Sauerkraut eignen sich besonders Kümmel und Wacholderbeeren) in das Glas und drücke es kräftig an, sodass weiter Flüssigkeit austritt. Das Glas sollte schließlich maximal zu vier Fünftel gefüllt sein. Lass immer 2–3 Zentimeter Abstand zum Rand, damit nichts überläuft. Sollte sich durch das heruntergedrückte Material zu wenig Gemüsewasser bilden und das Gemüse nicht vollkommen damit bedeckt sein, füg noch etwas Salzwasser (15 g/l) hinzu.
Am Ende sollten über dem Gemüse noch etwa zwei Zentimeter Flüssigkeit stehen. Wenn du Fermentier-Profi werden willst, kannst du dir optional auch einen Fermentierstein zulegen: Diesen legst du obenauf und er beschwert die Masse noch zusätz-

lich. So gehst du ganz sicher, dass das Gemüse vollständig bedeckt und das Schimmelrisiko minimiert ist.
Decke das Glas jetzt zu oder verschließe es mit einem lockeren Schraubdeckel nur ganz lose, sodass Gas entweichen kann. Alternativ kannst du ein Stofftuch oder Gaze mit einem Gummiband über dem Glas fixieren. Lass das Fermentierglas nun 5–7 Tage an einem warmen Ort stehen. In dieser Zeit sollte sich der Deckel heben bzw. wölben, da die Gärung beginnt. Ist das Glas nur mit Stoff zugedeckt, kann auch Flüssigkeit austreten. Solltest du einen Deckel aufgelegt haben: Nimm ihn auf keinen Fall ab.
Nach ca. einer Woche bewirkt der Prozess, dass der Deckel wieder angesaugt wird. Sobald das der Fall ist, stellst du das Glas am besten für zwei Wochen an einen kühleren, dunklen Ort (etwa 15 °C) und lässt deine Fermente dort weitergären. Wenn kein angemessen dunkler Ort verfügbar ist, deck das Glas mit einem Tuch ab.
Nach ca. drei Wochen Gesamtgärzeit folgt der letzte „Umzug" für dein Fermentierglas: Platziere es jetzt für weitere sechs Wochen an einem noch kühleren Ort (etwa 0–10 °C).
Dann ist das Sauergemüse fertig und du kannst das Glas öffnen, um dein hausgemachtes Ferment zu genießen. Kühl gelagert, hält es im Kühlschrank ca. 1–4 Wochen, je nach Gemüse, Salzgehalt und Hygiene. Je mehr Sauerstoff hineingelangt, z. B. durch häufiges Öffnen des Glases oder unsauberes Besteck, desto kürzer die Haltbarkeit.

Goldene Milch

Das traditionelle Heilgetränk aus dem indischen Ayurveda bzw. seine Zutaten sind mittlerweile auch bei uns recht bekannt und beliebt. Die Kombination von Kurkuma, Ingwer, Zimt, Muskatnuss, Kardamom, Safran, schwarzem Pfeffer und Kokosöl, eingerührt in einen Pflanzendrink, ist sehr gesund. Gesüßt werden kann die Kurkuma-Milch mit Kokosblütenzucker, Honig, Xylit, Stevia, Erythrit. Ich persönlich verwende am liebsten Dattelsirup. Dieses Gemisch aus unterschiedlichen Zutaten unterstützt gegenseitig die Wirkung im Körper.

Der Hauptbestandteil ist Kurkuma mit dem Wirkstoff Curcumin, sodass dessen Heilwirkung vorherrscht. Es trägt zur Regulierung des Blutzuckerspiegels bei, verbessert die Fließeigenschaft des Blutes und beugt dadurch Thrombose vor, ist entzündungshemmend, senkt Blutfett- und Cholesterinwerte, fördert die Verdauung, unterstützt (falls diese eingenommen werden) die Wirkung von Antidepressiva, schützt das Gehirn vor degenerativen Prozessen, wirkt zellschützend – auch bei Strahlentherapie –, macht beweglicher und lindert bei Arthrose. Eine Liste von Vorteilen, die sich sehen lassen kann.

Je nach eigenem Beschwerdebild kannst du der Goldenen Milch verschiedene andere Heilpflanzen beifügen. Im Ayurveda ist Ashwagandha die meistgenutzte Heilpflanze. Davon werden Wurzeln und Blätter verwendet. Sie erhöht unsere Gehirnleistung und macht resistenter gegen Stress, vor allem fördert sie aber die Hormonproduktion der Schilddrüse bei Unterfunktion. Andererseits wird sie auch Schlafbeere genannt, da sie beruhigend wirkt und den Schlaf verbessert.

Das Verjüngungsmittel des Ayurveda nennt sich Rasayana und ist im Dreifruchtgemisch, in Indien *Triphala* genannt, enthalten. Drei Trockenfrüchte (die indische Stachelbeere, Haritaki und Bibhitaki) werden zu Pulver vermahlen, gemischt und der Goldenen Milch hinzugefügt. Dies fördert vor allem die Verdauung, reinigt den Darm und unterstützt die Entgiftung; es wirkt dadurch verjüngend und stärkend.

Getreide und Pseudogetreide

Hirse

Die Hirse gehört zu den ältesten „Getreidearten". Bei archäologischen Ausgrabungen wurden Körner gefunden, die auf 7000–8000 Jahre v. Chr. datiert wurden und tatsächlich noch keimfähig waren.
Botanisch gesehen gehört Hirse als Süßholzgras zu den Rispengewächsen und ist somit streng genommen eigentlich gar kein Getreide. Dennoch kann man sie im übertragenen Sinn durchaus als „das fröhliche Getreide" bezeichnen: Sie sorgt für ein heiteres Gemüt, ein leichtes Lebensgefühl, stärkt Geist und Seele und entgiftet sanft. Glutenfrei, leicht bekömmlich, wärmend und nährend mit besonders vielen wertvollen Inhaltsstoffen, schützenden Antioxidantien und vielen Spurenelementen, führt sie zu Unrecht ein Schattendasein. Die geschälte Hirse ist vollwertig, da die Nährstoffe sich nicht auf die äußeren Randschichten reduzieren, sondern auch im Mehlkörper versteckt sind.
Es gibt an die 15 verschiedene Hirsearten, von denen besonders die roh gemahlene Braunhirse im Müsli oder Salat einen nussigen Geschmack ergibt (1–2 EL am Tag). Braunhirse soll nicht erhitzt werden; so können die Zellen die wertvollen Inhaltsstoffe am besten aufnehmen. In ihr stecken besonders viel Kieselsäure sowie Ballaststoffe und Vitalstoffe. Sie ist auch zum Keimen geeignet.
Die Goldhirse ist bei uns am meisten verbreitet. Obwohl sie geschält wird, steht sie anderen Hirsen in nichts nach und kann durchaus in größeren Mengen gegessen werden. Idealerweise sorgen bei der Mahlzeit vitaminreiche Beilagen dafür, dass die Nährstoffe gut in unsere Zellen kommen.
Das kleine, unscheinbare, fast vergessene Korn ist eine wahre Nährstoffbombe. Es enthält alle B-Vitamine (außer B12), Vitamin E,

die Mineralstoffe Phosphor, Magnesium, Kalium, Schwefel, Chlorid, Calcium, Natrium und die Spurenelemente Eisen, Mangan, Zink, Kupfer, Fluorid und Iodid. Besonders viel Eisen sorgt für die optimale Blutbildung und hilft beim Sauerstofftransport in die Zellen. Der hohe Magnesiumgehalt lässt das Sportlerherz höherschlagen. Abgesehen davon trägt Hirse zur Senkung des Blutzuckerspiegels bei und erhöht das HDL-Cholesterin. Eine 28-tägige Hirsekur (siehe S. 121) hilft Typ-2-Diabetikern, den Blutzuckerspiegel drastisch zu senken. Aber auch schon ein Hirsetag in der Woche stellt sich schnell als wohltuend heraus. Diese Ansätze funktionieren mit allen naturbelassenen, nicht stark verarbeiteten Hirsearten (Goldhirse, braune oder rote Hirse ...).

Da Hirse glutenfrei ist, obwohl sie genauso viel Eiweiß enthält wie Weizen, ist sie für Allergiker eine gute Alternative. Zudem schützt Hirse die Darmschleimhaut. Diese heilende Wirkung ist besonders für Menschen mit Zöliakie wertvoll. Dazu ist die Zwerghirse, der Teff, am geeignetsten.

Besonders viele sekundäre Pflanzenstoffe geben der Hirse antibakterielle und antimikrobielle Eigenschaften, wirken gegen Gefäßverkalkung und vorbeugend gegen unterschiedlichste Leiden, darunter Bindegewebsschwäche, Haarausfall, brüchige Nägel, Gefäßerkrankungen, Gelenkbeschwerden, Hämorrhoiden und Krampfadern, Verdauungsbeschwerden, Müdigkeit und Kraftlosigkeit, Vergesslichkeit, Erkältung.

Da Hirse keinen Schleim im Körper bildet, hilft sie zu guter Letzt bei allen Erkrankungen der Atemwege besonders gut.

Für Kinder – aber natürlich auch Erwachsene – ist ein warmer, süßer Hirsebrei am Morgen ein nährendes, kräftigendes Frühstück. Gesüßt wird mit Datteln bzw. Dattelsirup oder Trockenfrüchten. Dies kann ergänzt werden mit frischem oder gedünstetem Obst, Nüssen und Samen, sodass ein individueller Lieblingsbrei entsteht. Wieder einmal ist es also ganz unkompliziert: Hirse essen – einfach tun!

Buchweizen

Heidenmehl, Schwarzplenten, das Korn, das kein Getreide ist: Buchweizen ist unter diversen Namen bekannt. Es handelt sich um ein außergewöhnliches Lebensmittel, das stark basenbildend wirkt und als Knöterichgewächs frei von Gluten und Weizenpektinen, aber voller hochwertiger Nährstoffe ist. Es strotzt vor Vitaminen, Mineralstoffen, Spurenelementen. Aus dem glutenfreien Mehl oder Schrot, dem ganzen Korn und den Keimlingen lassen sich viele gesunde, wärmende und nährende Speisen zubereiten.

Buchweizen liefert uns alle essenziellen Aminosäuren und deckt damit optimal den Eiweißbedarf. Der enorme Anteil an Mangan reguliert diese Eiweiße und ermöglicht die lebenswichtigen Funktionen der Hormone. Buchweizen beeinflusst und reguliert bestens den Blutzuckerspiegel. Damit senkt er signifikant das Risiko von Diabetes und deren Folgeerkrankungen wie Nieren-, Herz-, Nervenprobleme.

Das enthaltene Rutin wirkt blutdrucksenkend und beugt Schäden an den Blutgefäßwänden vor. Zudem wirkt der hohe Gehalt an Rutin auch präventiv gegen Krampfadern, Hämorrhoiden und verhärtete Arterien.

Die große Menge an Lezithin und die Ballaststoffe regulieren das Cholesterin. Denn Lezithin hemmt eben jenen Mechanismus, der das Cholesterin durch die Darmschleimhaut lässt; es wird dadurch nicht vom Körper aufgenommen. Vor allem helfen diese Lezithine auch der Leber, mit voller Kraft die Entgiftung zu steuern.

Besonders wertvoll sind Buchweizenkeimlinge – ein echtes Superfood! Sie sind reich an lebendigen, leicht verdaulichen Proteinen und hochwertigen Mineralien und beinhalten besonders viele Bioflavonoide und das Coenzym Q10. Diese Bausteine wirken optimal auf das Hautbild und halten die Haut jung. Während

der Keimung werden all die „schlafenden" Inhaltsstoffe aktiviert (Eisen, Mangan, Kalium, Natrium, Phosphor, Zink, Magnesium, Selen, alle B-Vitamine außer B12, besonders viel Vitamin A) und weitere wertvolle Vitalstoffe in reichem Maße freigesetzt.
Buchweizen kann wie beim Sprossenziehen beschrieben (siehe S. 169) angesetzt werden. Wichtig zu wissen ist dabei, dass er recht sensibel keimt; es setzt sich eine klebrige Substanz auf den Körnern ab. Diese Stärke muss zweimal täglich gründlich abgespült werden.

Quinoa

Für die Andenvölker ist Quinoa seit 7000 Jahren ein Grundnahrungsmittel. Durch den Mineralstoffreichtum sind die kleinen Körner als Pseudogetreide ein großartiger, sehr nährender und gesunder Getreideersatz – nebenbei auch glutenfrei. In Quinoa steckt zudem sehr viel pflanzliches Eiweiß. Nicht umsonst war das „goldene Korn", wie sie es nannten, die Hauptnahrung für die Inkakrieger. Heutzutage hat es die NASA als Nahrung für Astronauten entdeckt.
Quinoa ist, wie erwähnt, überaus reich an pflanzlichem Eiweiß und ungesättigten Fettsäuren und hat eine für den Menschen sehr günstige Zusammensetzung von essenziellen Aminosäuren und Ballaststoffen. Vitamin A, Betacarotin, die B-Vitamine 1–9, die Vitamine C, E und K wie auch die Mineralstoffe Natrium, Kalium, Calcium, Magnesium, Phosphor, Schwefel, Chlorid, Eisen, Zink, Kupfer und Mangan machen Quinoa zu einem Gesundheitskraftpaket. Die sekundären Pflanzenstoffe wie Phenolsäuren, Flavonoide, Terpenoide, Steroide können antidiabetisch, krebshemmend, antimikrobiell und entzündungshemmend wirken. Der hohe Gehalt an Magnesium entspannt die Blutgefäße, beugt Gefäßverengung vor und lindert Migräne.

Das enthaltene Riboflavin verbessert die Energieproduktion in den Zellen, Muskeln und im Gehirn.
So hält der regelmäßige Genuss von Quinoa unser Herz-Kreislauf-System gesund, schützt uns und unsere Zellen optimal vor verschiedensten Krankheiten, stärkt das Immunsystem, macht uns belastbar und gibt uns Energie und Kraft.
Es gibt etwa 120 Sorten von Quinoa. Beim Kauf sollten wir in Europa jedoch auf das Fairtrade®-Siegel achten, da aufgrund der mittlerweile sehr hohen Nachfrage in den Anbaugebieten die Preise derart in die Höhe geschnellt sind, dass sich die Bevölkerung dieses für sie wichtige Nahrungsmittel nicht mehr leisten kann. So unterstützen wir die Menschen dort und schützen sie vor Hungersnot. Quinoa wird mittlerweile in kleinen Mengen bereits in Deutschland, in der Steiermark und in der Schweiz in Familienbetrieben angebaut, die sich vereinigt und dem Umweltschutz verschrieben haben. Vielleicht wäre dies auch in Südtirol möglich?

Samen und Nüsse

Sesam

„Sesam, öffne dich": So heißt es im Märchen „Ali Baba und die 40 Räuber" – ein Satz, der schon auf die Zauberkraft dieser kleinen Samen verweist. Und auf einer 4000 Jahre alten Tontafel steht in Keilschrift zu lesen: „Mit Sesam würzen die Götter."
Sesamkörner sind in der Tat voller Kraft. Nicht nur der nussige Geschmack, auch die Inhaltsstoffe dieser Ölsaat sind kaum zu überbieten: Blutbildendes Eisen, knochenstärkendes Calcium sowie Spurenelemente, die unser Immunsystem stärken und die Zellmembrane schützen, sind erst der Anfang. Zudem senken die enthaltenen Pflanzensterine auf natürliche Weise den Cholesterinspiegel und das kleine Korn liefert die Vitamine A, B1,

B2, B5, B6, B7, B9 sowie B3, Niacin, regeneriert Haut, Muskeln und Nerven und wartet mit Vitamin E auf, das vor freien Radikalen schützt. Natrium, Kalium, Phosphor, Schwefel, Chlorid und Magnesium entspannen unsere Muskeln und stärken die Nerven und das Herz. Die enthaltene Linolsäure hat antioxidative und krebshemmende Wirkung; dies hängt mit verschiedenen biochemischen Mechanismen zusammen. (Es sei jedoch darauf hingewiesen, dass die Wirkung nicht allein der Linolsäure zuzuschreiben ist. Ganz zentral ist das Zusammenspiel mit den antioxidativen Sesam-Lignanen.) Zudem ist Sesam ein wichtiger pflanzlicher Eiweißlieferant. Die Ballaststoffe der Schale regen die Verdauung ordentlich an.
Nur für Allergiker heißt es aufgepasst: Sesam ist ein Allergen.
Es gibt weißen, braunen und schwarzen Sesam, wobei der schwarze die meisten wertvollen Inhaltsstoffe hat. Am besten schmeckt er geröstet und passt zu allen Kartoffelgerichten, zu Salaten, Spinat, Fenchel, Karfiol, Zucchini, Peperoni oder grünen Bohnen. Jedes Gemüse bekommt den einzigartigen nussigen Geschmack, wenn es kurz mit Sesam geröstet wird. Sesam passt in Gemüsesuppen genauso wie in Frischkäse oder Quark, zu Hühnerfleisch und Fisch. Beliebt sind auch Süßspeisen mit Honig und Sesam. Sesammus kann für verschiedene Aufstriche verwendet werden, macht ein Müsli cremig und geschmackvoll. Auch als Zutat für Dressing oder Backwaren und Bratlinge ist es unübertroffen.
Sehr geschmacksintensiv ist das aus gerösteten Kernen gewonnene Sesamöl. Das Öl aus ungerösteten, kalt gepressten Kernen wiederum eignet sich bestens zum Ölziehen (siehe S. 134). Als Hautöl auf der noch nassen Haut zieht es schnell ein und macht diese geschmeidig und zart.
Natürlich sind Geschmäcker verschieden, aber: Mir schmeckt Sesam immer und zu allem, ob süß, salzig, sauer oder bitter. Wichtig ist nur: Gut kauen, sonst wird der Sesam samt allen

Inhaltsstoffen unverdaut wieder ausgeschieden. Am besten ist es, wenn Sesam entweder gemörsert, zerstoßen oder gemixt wird, da die Inhaltsstoffe erst damit freigesetzt werden können.

Walnuss

Mehr als viele andere Nahrungsmittel ist die Walnuss Medizin. Sie ist nicht nur sättigend und voller hochwertiger Nährstoffe. Eine Handvoll Walnüsse jeden Tag – also 30–50 Gramm – genügt auch, um den Blutdruck zu verbessern und das Herz-Kreislauf-System signifikant zu stärken. Die Walnuss reguliert die Darmflora, indem sie präbiotisch und dadurch äußerst positiv auf das Darmmikrobiom wirkt, was unserem Immunsystem und der Gesundheit allgemein guttut. Frisch geknackt ist die Walnuss basenbildend. Sie ist reich an Ballaststoffen, Vitamin E und Omega-3-Fettsäuren.
Die Walnuss enthält eine Kombination von drei krebshemmenden Inhaltsstoffen in idealer Zusammensetzung: eben jene Omega-3-Fettsäuren, Antioxidantien und Entzündungshemmer. Laborstudien zeigen, dass Walnussbestandteile in Zellkulturen den programmierten Zelltod (Apoptose) in Krebszellen auslösen können. Das ist zwar kein Beweis, aber ein Hinweis darauf, dass durch den regelmäßigen Verzehr von Walnüssen auch im menschlichen Körper Krebszellen vernichtet werden könnten.
Auch Ablagerungen im Gehirn, die eventuell zu Alzheimer und Demenz führen, kann durch eine Handvoll Walnüsse vorgebeugt und die Krankheiten können in ihrem Verlauf verlangsamt werden.

Erdmandel

Süß, gluten- und laktosefrei, mit Mandelaroma, voller Ballast- und Nährstoffe, ist die Tigernuss – oder *chufa*, wie sie die Spanier nennen – auf anderen Kontinenten seit Jahrtausenden ein bewährtes Lebens- und Heilmittel, bei uns jedoch noch recht

unbekannt. Die Pflanze bildet unterirdische Knöllchen als Nährstoffspeicher. Eben diese tun uns sehr gut, wenn wir sie in unsere Ernährung einbauen.
Für Menschen mit Nussallergien und Weizenunverträglichkeit ist das Erdmandelmehl eine Möglichkeit, Nüsse und Getreide in Brot und Gebäck zu ersetzen. Dafür muss es nur mit Buchweizen- und Amaranthmehl vermischt und (auf eine Tasse Mehlmischung) ein halber Teelöffel Johannisbrotkernmehl als Bindemittel dazugegeben werden. Dies ergibt eine glutenfreie Backmischung.
Du kannst dich dabei an folgendes Mischverhältnis halten: 50 Prozent Erdmandelmehl, 25 Prozent Buchweizenmehl und 25 Prozent Amaranthmehl.
Die Erdmandel ist sehr ballaststoffreich; sie bindet im Dickdarm Wasser und fördert dadurch die Darmpassage. So wirkt sie optimal bei Verstopfungen, hat keine Nebenwirkungen und lässt in kurzer Zeit wesentliche Verbesserung spüren. Zudem gibt sie ein warmes Sättigungsgefühl und beugt Heißhungerattacken vor.
Die Ballaststoffe in der Erdmandel wiederum binden im Darm Stoffwechselgifte, Fette und Säuren. Die Glukose aus der Nahrung gelangt zudem langsamer in den Blutkreislauf und entlastet damit die Bauchspeicheldrüse. Gleichzeitig sind die Erdmandel-Ballaststoffe ein gutes Futter für „gute" Darmbakterien. So kann die Darmflora positiv beeinflusst und der Darm vor ernsthaften Erkrankungen, aber auch unangenehmen Alltagsbeschwerden wie Blähungen geschützt werden.
Besonders reich ist die Erdmandel an den Mineralstoffen Magnesium, Kalium, Calcium und Phosphor sowie dem Vitamin E, das den Alterungsprozess verlangsamt, die Zellen schützt und Herz-Kreislauf-Erkrankungen vorbeugt. Der zuvor bereits erwähnte sekundäre Pflanzenstoff Rutin schützt vor Venenerkrankungen.
Erdmandeln geben uns Nerven- und Körperstärke. Sie eignen sich ideal für Schüler, Sportler und alle Menschen, die hohen Anforderungen ausgesetzt sind, denn sie wirken stimulierend

und aphrodisierend. L-Arginin fördert den Muskelaufbau, steigert die Potenz und Lebensenergie und wirkt kräftigend und wärmend.
Erdmandeln zählen zu den Neophyten, das heißt, sie vermehren sich stark. Da die Gewächse winterhart sind, kann die Pflanze auch bei uns gedeihen und wir können in den Genuss von frischen Erdmandeln kommen. Wenn du selbst Erdmandeln kultivierst, kannst du einfach nach dem ersten Frost die Pflanze herausziehen und die Knöllchen ernten.

Kastanien

Basisch, sättigend, vollwertig, glutenfrei, voller Nährstoffe: Wir sollten die Kastanie zur entsprechenden Jahreszeit als Grundnahrungsmittel mehr in unsere Ernährung einbauen und dafür säurebildende raffinierte Nudeln, Brot und Getreideprodukte reduzieren. Mit Kastanien und Kartoffeln (siehe S. 189) gibt es zwei gute Alternativen, die viel Abwechslung auf deinen Speiseplan zaubern können. Kastanien sind nicht nur gebraten oder als Herz sehr schmackhaft, auch aus Kastanienmehl können viele köstliche Gerichte gezaubert werden. Beispielsweise ist eine meiner liebsten Suppen im Herbst und Winter die Kastaniensuppe. (Wenn es schnell gehen muss, kaufe ich auch mal gekochte und vakuumierte Kastanien.)
Einst war die Kastanie das Brot der Armen und lange hielt sich die Weisheit, ein Kastanienbaum pro Person genüge, um im Winter nicht zu verhungern. Bereits Hildegard von Bingen empfiehlt übrigens als Kur bei Reizdarm und Entzündungen im Magen-Darm-Trakt einen Brei aus Kastanien. Und derartige Irritationen entstehen in unserer heutigen Zeit schnell einmal: Ein überlastetes Verdauungssystem, Blähungen, Sodbrennen oder gereizte Magen- und Darmschleimhäute sind Folgen von einer Ernährung, die auf Säurebildnern wie Weißmehl, Zucker basiert.

Derartige Beschwerden können durch eine basenüberschüssige Ernährung gelindert werden. Davon profitieren auch Rheumapatienten spürbar.
Eiweiß, Ballaststoffe, wertvolle komplexe Kohlenhydrate, Vitamine und Mineralstoffe machen die Kastanie vollwertig. Der Blutzucker steigt beim Verzehr nur langsam, gleichzeitig gibt die Kastanie viel Energie und macht lange satt.
Kastanien liefern einen starken Basenschub, der die Nieren entlastet und hilft, überschüssige Säuren und Natrium auszuscheiden. Ihr hoher Kaliumgehalt beruhigt die Nerven, reguliert den Blutdruck und unterstützt einen stabilen Herzrhythmus – das senkt das Risiko für Herz-Kreislauf-Erkrankungen, Schlaganfall, Herzrhythmusstörungen und Bluthochdruck. Die B-Vitamine stärken das Nervensystem, fördern Belastbarkeit und Konzentration, während Vitamin C das Immunsystem unterstützt, Cholesterin senkt und Arteriosklerose vorbeugt. Zusätzlich wirken Antioxidantien blutzuckerregulierend und schützen vor Diabetes. Das Vitamin E schützt unsere Arterien vor Ablagerungen und reduziert LDL-Cholesterin.
Viele hochwertige sekundäre Pflanzenstoffe und pflanzliche Hormone wirken als Jungbrunnen für unseren Organismus.

Gemüse und Wurzeln

Brokkoli

Brokkoli zählt von der Zusammensetzung der Nährstoffe her zu den Spitzenreitern unter den Gemüsesorten. Vitamin C, Vitamin K und Betacarotin gibt er uns in überreichem Maß, wie auch die Mineralstoffe Calcium, Eisen und Kupfer. Mit dem Vitamin K, das für die Blutgerinnung, den Knochenstoffwechsel und das Zellwachstum zuständig ist, versorgt uns der Brokkoli bereits in ausreichendem Maß, wenn wir ca. 60 Gramm am Tag davon essen. Dieses Vitamin beugt Osteoporose vor und auch alle Herzerkrankungen werden mit einem niedrigen Vitamin-K-Spiegel in Verbindung gebracht. Zudem sorgt es dafür, dass das Calcium in die Knochen kommt, statt sich an die Blutgefäße zu hängen und diese zu verstopfen.

In besonders hoher Konzentration enthält Brokkoli viele B-Vitamine, das Vitamin E und Vitamin A, sowie die Mineralstoffe Kalium, Schwefel, Calcium, Phosphor, Chlorid, Magnesium, Natrium, Eisen, Zink, Mangan und Kupfer.

Eine besondere Bedeutung kommt den Brokkolisprossen zu. Sie sind Dunkelkeimer und lassen sich leicht ziehen. Durch die antioxidative Wirkung dieser Sprossen lässt sich der sogenannte Darmkeim (*Helicobacter pylori*) heilen. Dazu sollten täglich acht Wochen lang 70 Gramm frische Brokkoli- oder Alfalfasprossen in die Ernährung eingebaut werden. Obendrein schützt dies den Darm auch vor Tumorzellen und kann chronischen Darmerkrankungen vorbeugen. Menschen mit Typ-2-Diabetes profitieren vom hohen Vital- und Ballaststoffgehalt in den Brokkolisprossen. Darüber hinaus lässt sich mit der wohltuenden Wirkung dieser Sprossen Atemwegserkrankungen vorbeugen. Es wird vermutet, dass sie auch Kopf- und Halskrebs vorbeugen können.

Wenn du bisher selten oder nie Brokkoli(-Sprossen) gegessen hast: Mach dir keine Sorgen, falls du zunächst von dem Gemüse Blähungen bekommst. Das liegt nur daran, dass der Darm das Gemüse noch nicht recht kennt, und lässt nach, wenn man Brokkoli regelmäßig isst. Bertram, Fenchelsamen, Kümmel, Ingwer und Kurkuma als Gewürze dazu wirken ausgleichend.

Noch wertvoller für unser Wohlbefinden und unsere Gesundheit sind die sogenannten Microgreens. Gib dafür Brokkolisamen in einen mit Erde gefüllten Blumentopf, sodass sie mit ca. zwei Millimetern Erde bedeckt sind, und stelle den Topf an einen Standort mit hellem, indirektem Licht (bzw. im Winter am besten auf die Fensterbank). Eine Temperatur von 18–22 Grad Celsius ist ideal.

Wenn sich nach ca. sieben Tagen die ersten grünen Blätter zeigen, kannst du sie wie Schnittlauch abschneiden und auch so verwenden. Das enthaltene Chlorophyll und die hochwertigen, antioxidativ wirkenden ätherischen Senföle machen den Brokkoli noch wertvoller für unsere Gesundheit.
Der Brokkoli zählt zu den gesündesten Gemüsesorten. Er versorgt uns im Winter mit jeder Menge Vitamin C und stärkt unser Immunsystem. Mit Kartoffeln und gegrillten Champignons beispielsweise ist er ein nährendes und stärkendes Gericht.

Mangold

Sowohl als Heilpflanze als auch als schmackhaftes Gemüse schätzten bereits die alten Griechen und Römer den Mangold. In Westasien baut man ihn schon seit Jahrtausenden an. Hippokrates von Kos, der berühmteste Heiler des Altertums, nahm Mangoldblätter zum Verbinden von Wunden oder kochte damit schmackhafte Süppchen als leichtes Abführmittel.
Bei zahlreichen Leiden wurde seit eh und je Mangold als heilendes Nahrungsmittel gegessen: Das farbenfrohe Blattgemüse beruhigt die Nerven und erhellt das Gemüt bei Stimmungsschwankungen, beugt Magen-Darm-Erkrankungen vor, hilft bei Blutarmut, Bronchitis und Lungenentzündung. Mangoldwurzelsaft hat sich bei Ohrenschmerzen als wirksam erwiesen. Und mittlerweile finden die heilenden Inhaltsstoffe auch wissenschaftliche Anerkennung.
Aus gutem Grund, denn Mangold ist gesund, kalorienarm, ballaststoffreich, voller Vitamine und Mineralstoffe. Das Blattgrün, die als Chlorophyll gespeicherte Lichtenergie der Sonne, ist für unsere Zellen ein Energieschub. Die vielen pflanzlichen Farbstoffe in den unterschiedlichen Sorten wirken auf feinstofflicher Ebene in unseren Organismus hinein. So eignet sich Mangold beispielsweise sehr gut für die Ernährung, wenn man gerade

Therapien aufgrund von Arteriosklerose, Bluthochdruck, aber auch Krebs macht. Denn das Gemüse wirkt antioxidativ und entzündungshemmend, schwächt (krankheitsbedingt) mutierte Zellen und die toxischen Nebenwirkungen von starken Medikamenten.
Im Mangold stecken Vitamine in Hülle und Fülle, z. B. Vitamin K, das für Blutgerinnung, Zähne und Knochen wichtig ist. Bereits 20 Gramm Mangold täglich decken den menschlichen Bedarf. Dies gilt auch für das Betacarotin, das für Knochen und Haut wichtig ist. Es bildet Vitamin A, das Augen und Nerven stärkt und als Antioxidans das Krebsrisiko senkt. Vitamin B2 sorgt für einen guten Stoffwechsel, Vitamin C stärkt das Immunsystem, Vitamin E ist ein Jungbrunnen, stärkt die Zellen und reguliert den Cholesterinspiegel. Die Folsäure verbessert die Blutqualität und fördert Heilprozesse.
Auch der Mineralstoffgehalt im Mangold lässt sich sehen. Magnesium reguliert die Muskelfunktion und entspannt, Eisen trägt zu einem gesunden Bluthaushalt bei, Calcium stärkt Nerven und Muskeln, Kalium sorgt für einen ausgeglichenen Wasserhaushalt, Mangan stärkt Knochen und Gelenke, und Kupfer ist wichtig für die Blutbildung.
So machen all diese Vitamine, Mineralstoffe und Spurenelemente den Mangold zu einem hochwertigen Nahrungsmittel. Wir tun uns Gutes, wenn wir ihn in Verbindung mit Ballaststoffen oft in unseren Speiseplan einbauen.

Rote Bete (Rohnen)

Roh oder gekocht: Rohnen sind ein heimisches Superfood. Ihren Namen erhalten sie von dem Farbstoff Betanin, einem sekundären Pflanzenstoff. Er färbt die Rohne dunkelrot, wobei es mittlerweile auch hellere Sorten gibt. Sekundäre Pflanzenstoffe wirken antioxidativ, sie schützen also Zellen vor freien Radikalen. Kalo-

rien- und fettarm, ist die rote Knolle zugleich reich an Ballaststoffen für eine gute Verdauung, Kalium, Vitamin C, Eisen für die Blutbildung und Folsäure in der Schwangerschaft.
Rohnen färben sowohl Harn als auch Stuhl für kurze Zeit rötlich. Nach dem gleichen Prinzip wird Rohnenextrakt oder -saft gezielt zum Färben von Lebensmitteln verwendet, isoliert als E 162 (Betanin).
Bluthochdruck mit all seinen Folgeerkrankungen ist eine regelrechte Volkskrankheit geworden. Die Rohne als natürlicher Blutdrucksenker wirkt hier vorbeugend. So unterstützt sie auch unsere Herzgesundheit, unser Herz-Kreislauf-System optimal und beugt koronaren Herzkrankheiten vor, da sie die Gefäßfunktionen stärkt. Ebenso wirkt sie sehr positiv auf den Blutzucker- und Cholesterinspiegel sowie die Lebergesundheit. Beispielsweise hat die Fettleber bei einem regelmäßigen Verzehr von Rohnen in all ihren Formen keine Chance, wenn damit zugleich eine Ernährungsumstellung verbunden wird. Nicht zuletzt hilft der Saft der Rohne Sportlern, ihre Leistungsfähigkeit zu erhalten: Während der Regeneration unterstützen die Inhaltsstoffe den Heilungsprozess der kleinen Risse, die nach intensivem Training in den Muskeln auftreten – auch bekannt als Muskelkater.
Ausnahmen bestätigen jedoch die Regeln: Menschen, die an Rheuma, Gicht oder Nierenerkrankungen leiden, sollten Rohnen lieber nur in geringeren Mengen essen, da diese Oxalsäure enthalten.

Meerrettich (Kren)

„Eure Nahrung soll euer Heilmittel sein. Euer Heilmittel soll eure Nahrung sein." Dieser Satz stammt von Hippokrates, einem Arzt, der um 400 v. Chr. lebte.
Bereits in der griechischen Mythologie verriet das Orakel von Delphi dem Gott der Heilung, Apoll, dass der Meerrettich Gold wert

sei. Auch im verschütteten Pompeji gibt es ein Wandgemälde, auf dem die Blütengöttin Flora mit einem blühenden Meerrettich abgebildet ist. Und schon die alten Ägypter verwendeten ihn als Heilpflanze. So ist diese köstliche, scharfe Wurzel Medizin und Nahrungsmittel zugleich: alles in einem!
In der heutigen Zeit angekommen, wurde mittlerweile in vielen Studien erforscht, was für eine regelrechte „Zauberwurzel" der Meerrettich ist.
Die Wurzel enthält tränentreibende, sehr scharfe Senföle – exakt das macht sie so wertvoll. Denn genau diese Öle sind es, die Bakterien, Viren und Pilzen im Körper den Garaus machen. Bei Harnwegs- und Atemwegsinfekten wirkt Meerrettich Wunder und ist als natürliches Penicillin nicht zu unterschätzen. Anders als beim synthetisch hergestellten Penicillin schädigt der Meerrettich die Darmflora nicht. Daher ist es bei nicht bedrohlichen Leiden sinnvoll, dieser antibakteriell und antiviral wirkenden Wurzel den Vorzug zu geben. Während immer mehr Bakterien antibiotikaresistent sind, haben diese beim Meerrettich keine Chance. Er wirkt sogar gegen multiresistente Keime und wird damit gewissermaßen als Breitband-Antibiotikum immer mehr geschätzt.
Ich plädiere dafür, Kren in kleinen Mengen immer wieder in die Ernährung einzubauen. Am besten ist es, ihn direkt frisch über das Gericht auf dem Teller zu reiben. Die scharfen, antibakteriell, antiviral, antifungizid, antibiotisch wirkenden Senföle werden nämlich erst aktiviert, sobald die Zellwände durch Schneiden oder besser noch Reiben verletzt werden.
Meerrettich stärkt das Immunsystem vor allem dann, wenn es durch körperliche Anstrengung geschwächt ist. Sein Gehalt an Vitaminen und Mineralstoffen ist umwerfend! Beispielsweise ist der Vitamin-C-Gehalt doppelt so hoch wie in Zitrusfrüchten. Der Meerrettich ist zudem ein B-Vitamin-Kraftpaket, unterstützt also maßgeblich bei einem leistungsfähigen Stoffwechselgeschehen

im Körper, was allen Sportlern und Menschen zugutekommt, die ihr Leistungsniveau steigern möchten. Das enthaltene Vitamin K hilft dem Körper bei der Bildung des Sonnenvitamins D; es steuert die Blutgerinnung und sorgt für schnelle Wundheilung. Mit Vitamin A und Betacarotin enthält der Meerrettich wertvolle Antioxidantien, die das Immunsystem stärken.
Magnesium und Calcium, die der Regeneration und Entspannung der Muskeln dienen, sind in idealer Zusammensetzung enthalten. Dazu gesellen sich Schwefel, Phosphor, Chlorid, Natrium, Eisen, Zink, Mangan und Kupfer.
Geerntet wird die Meerrettichwurzel ab Herbst. Die beste Erntezeit beginnt, sobald die Blätter welk werden und sich der Saft in die Wurzel zurückzieht. Sie dauert bis zum Frühjahr, wenn er wieder austreibt. Haltbar machen kannst du die frischen Knollen, indem du sie vakuumierst. Vor dem Verzehr solltest du den Meerrettich, wie bereits erwähnt, möglichst frisch reiben, da so am meisten Inhaltsstoffe erhalten bleiben. Falls du keine frische Knolle hast, kannst du auch Meerrettich aus dem Glas verwenden. Allerdings solltest du dabei auf die Zutatenliste achten und ein Produkt möglichst ohne Geschmacksverstärker und allzu viele Konservierungsmittel wählen.
Achtung: Wer Magen- und Darmgeschwüre hat, sollte auf Meerrettich lieber verzichten! Durch die Schärfe würde der angeschlagene Teil noch mehr gereizt; auch bei akuten Nierenleiden sollte die Wurzel gemieden werden.

Kartoffeln (Erdäpfel)

Die basenbildende, nahrhafte Knolle aus der Familie der Nachtschattengewächse sorgt für große Vielfalt in der Küche und ist aus unserer Ernährung nicht wegzudenken. Es gibt in etwa 5000 verschiedene Sorten, und mittlerweile tauchen immer mehr ungewohnt farbige Sorten auf: blaue, violette, gelbe oder – schon etwas bekannter – rote Kartoffeln. Diese bunten Kartoffeln enthalten viele sekundäre Pflanzenstoffe, wodurch sie besonders entzündungshemmend und antioxidativ wirken. So sind sie etwa höchst heilsam bei Bluthochdruck.

Ein echter Geheimtipp sind übrigens kalte Kartoffeln: Als Präbiotika liefern sie gutes Futter für die Darmbakterien. Dazu musst du nur die Kartoffeln kochen und sie dann bei Zimmertemperatur erkalten und zwölf Stunden stehen lassen. So wird ein Großteil der Stärke in die sogenannte resistente Stärke umgewandelt. Das bedeutet, dass diese in der Verdauung nicht mehr in Zucker abgebaut werden kann und somit die Blutfettwerte und den Insulinspiegel kaum beeinflusst.

Aufgrund ihres hohen Gehalts an Vitamin C wird die Kartoffel auch „Zitrone des Nordens" genannt. Viel Kalium sorgt für eine sanfte Entgiftung und unterstützt die Nieren in ihrer Arbeit, Säuren auszuleiten. Der Blutdruck profitiert gleichfalls vom hohen Gehalt an Kalium.

Auch Sodbrennen und Magenbeschwerden lassen sich durch rohen Kartoffelsaft in den Griff kriegen. Trinke dafür über einen längeren Zeitraum täglich etwa 100 Milliliter rohen Kartoffelsaft. Bei Magen-Darm-Erkrankungen und Durchfall bis zum Reizdarmsyndrom hilft ein Kartoffelbrei (ohne Butter, Sahne, Käse, Fisch ...): Er bindet Gifte und Säuren und wirkt beruhigend.

Die Kartoffel muss nicht einmal zwingend als Mahlzeit auf dem Teller liegen, um ihre Vorteile zu entfalten. Schon früher waren kalte Wickel aus rohen Kartoffeln beliebt. Ihre heilende Wirkung bei rheumatischen Entzündungsschüben, Hautausschlägen, Mückenstichen oder Verstauchungen wurde sehr geschätzt, bevor es dafür Medizin gab.

Wenn du so einen Kartoffelwickel ausprobieren möchtest, reibe zunächst die rohe Kartoffel mit Schale und verrühre die Masse mit etwas Milch oder flüssigem Kokosöl. Dies kühlt und ist entzündungshemmend. (Übrigens: Auch in der indischen Medizin

wird die Kartoffel nach wie vor zum Heilen verwendet!) Verteile dann die Masse gleichmäßig auf ein sauberes Baumwoll- oder Leinentuch und lege das Tuch mit der Kartoffelmasse direkt auf die betroffene Stelle. Nun wickelst du ein zweites, trockenes Tuch darüber, um den Wickel zu fixieren. Lass ihn eine halbe Stunde bis zu einer Stunde einwirken oder überprüfe bei einer Hautreizung nach 20 Minuten die Verträglichkeit. Nachdem du den Wickel entfernt hast, kannst du die Haut gründlich mit lauwarmem Wasser reinigen und sanft abtrocknen.
An dieser Stelle möchte ich noch mit zwei Mythen rund um die Kartoffel aufräumen. Nummer eins: Als Dickmacher, wofür sie gerne gehalten wird, taugt die Kartoffel nicht. Mit ihren 70 Kalorien pro 100 Gramm sind die wahren Kalorien-„Übeltäter" wohl eher die fetten Beilagen, mit denen die Kartoffel oft gegessen wird. Nummer zwei: Die rohe Kartoffel ist nicht giftig, wie oft angenommen. Veganer essen sie gern und oft roh. Erst wenn die Kartoffel grüne Flecken oder Triebe bildet, entwickelt sie das giftige Solanin – zwar nur in ganz geringen Mengen, aber trotzdem sollte sie nicht mehr gegessen werden.
Man sollte sich bei seiner Ernährung nichts verbieten, denn das sorgt nur für Stress – und Stress gehört zu den größten Säurebildnern überhaupt. Vielmehr sollte man darauf achten, seine Speisen aufzuwerten. Eine gute Möglichkeit dafür sind – vor allem im Winter – frisch gezogene Sprossen (siehe S. 169).

Knoblauch

Dass diese Wunderknolle das Cholesterin in Zaum und das Blut flüssig hält, den Blutdruck und Blutzucker senkt, das Herz stärkt und gesund hält, wissen wir alle. Knoblauch hat außerdem entzündungshemmende Wirkung. Es ist vor allem das Zusammenwirken all seiner wertvollen Inhaltsstoffe, das ihn so gesund macht.

Knoblauch stärkt die Immunabwehr und hält das Darmmikrobiom gesund. Das gilt auch und vor allem dann, wenn er fermentiert wird. Durch die Fermentation verändern sich die Inhaltsstoffe; die antioxidative Wirkung nimmt stark zu. Es entsteht dabei der schwarze Knoblauch. Dieser regeneriert die Leber und schützt die Blutgefäße, außerdem wirkt er präventiv gegen Arteriosklerose und Diabetes.
Der scharfe Geschmack von nicht-fermentiertem Knoblauch wird erst durch Hacken oder Schneiden freigesetzt. Diese Schärfe wärmt Menschen, die unter innerer Kälte leiden. Hitzigen Menschen würde ich empfehlen, mit Knoblauch eher zurückhaltend zu sein. Auch bei Fieber halte ich ihn nicht für das Mittel der Wahl, da er noch mehr anheizen kann.
Als Antibiotikum ohne Nebenwirkungen leistet er gute Dienste im Organismus, vor allem, wenn es sich um antibiotikaresistente Keime handelt. Besonders bei Blasenentzündungen sind Knoblauchextrakte ein bewährtes Hausmittel, um die Bakterien abzutöten.

Knoblauch – Hausmittel für ein starkes Immunsystem
Du spürst, dass eine Erkältung im Anmarsch ist? Dann ist Knoblauch dein bester Begleiter: Lutsche eine geschälte Knoblauchzehe im Mund, bis sie keinen Geschmack mehr hat. Über die Schleimhäute gelangen die Wirkstoffe in den Körper und können ihre antibakterielle und immunstärkende Wirkung entfalten. Mehrere Zehen hintereinander erhöhen die Wirkung.
Auch Knoblauchsaft wirkt Wunder für ein gestärktes Immunsystem. Vermische dafür eine ausgepresste Knoblauchzehe mit je einem Esslöffel Zitronensaft und Honig und nimm mehrmals täglich ein wenig davon.
Ein saurer Knoblauchtrunk regt das Schwitzen an. Presse dafür bei beginnender Erkältung drei geschälte Knoblauchzehen aus

und vermenge sie mit 15 Milliliter Apfelessig. Nachdem du dies getrunken hast, heißt es: ab ins Bett zum Schwitzen.

Die Knoblauch-Zitronen-Kur

Ein weiteres bekanntes Hausmittel ist die Knoblauch-Zitronen-Kur als präventive Verjüngungskur für Gelenke und Herz. Daher ist die Knolle auch in Hinblick auf Leistungssteigerung so beliebt.

Für die Kur brauchst du:

- 30 geschälte Knoblauchzehen
- 5 ungeschälte Biozitronen
- bis zu 1 Liter Wasser (je nach gewünschter Konsistenz)

Wasche die Zitronen gründlich ab und schneide sie (mit Schale) in Stücke. Gib sie mit den geschälten, grob zerkleinerten Knoblauchzehen und dem Wasser in einen Mixer und püriere sie fein. Lass die Mischung in einem Topf ganz kurz aufkochen. Nun muss sie nur noch abkühlen und schon kannst du sie durch ein feines Sieb oder Tuch in eine Glasflasche füllen, die du im Kühlschrank aufbewahrst. Du kannst nun drei Wochen lang täglich ein kleines Glas davon trinken (ca. 30–50 ml), am besten vor einer Mahlzeit. Wenn du die Kur anschließend fortsetzen möchtest, leg zwischendurch eine Woche Pause ein.

Fenchel

Ob Römer, Ägypter oder Griechen: Alle alten Völker nutzten den Fenchel als Heilpflanze und Gemüse. Im Altertum schützten sich die Menschen mit dieser Pflanze sogar gegen böse Geister und wilde Mächte. Damals wie heute dienen sowohl Samen, Blätter und Blüten als auch die Knolle unserer Gesundheit. Fencheltee beispielsweise kennen wir vor allem gegen Hustenreiz, bei Blähungen und zur Unterstützung der Verdauung. Fenchelpollen als köstliches Gewürz wiederum ehren vor allem die Italiener

und nennen die sehr wertvolle und teure Zutat *la spezia degli angeli*: Engelsgewürz.
Fenchel wirkt sehr positiv auf den Blutzuckerspiegel und Menschen, die Übergewicht abbauen möchten, sind mit Fenchel gut bedient. Da seine glykämische Last sehr niedrig ist, profitieren Menschen mit Typ-2-Diabetes in besonderer Weise davon, Fenchel in allen Variationen in ihre Ernährung einzubauen.
Aber auch ohne Diabetes o. Ä. ist die Knolle eine Bereicherung für jeden Speiseplan. Sie erhält alle B-Vitamine (ausgenommen B12), reichlich Vitamin C und A, Betacarotin sowie die Vitamine E und K, die unsere Zellen nähren. Gemeinsam mit den Mineralstoffen Natrium, Calcium, Kalium, Magnesium, Phosphor, Schwefel, Chlorid, Kupfer, Zink, Eisen und Mangan füllt Fenchel bei regelmäßigem Konsum die Speicher in unserem Organismus wieder auf.
Er versorgt Herz, Blutdruck, Muskeln, Nerven, Magen, Nieren und Leber optimal mit diesen Mineralstoffen und Vitaminen, sodass für Energie und Wohlbefinden gesorgt ist. Kalorien fallen dabei übrigens nicht ins Gewicht, denn Fenchel besteht zu 90 Prozent aus Wasser.
Achtung: Beim Erhitzen verflüchtigen sich die wertvollen ätherischen Öle des Fenchels! Sie sind es jedoch, die all die gesundheitlichen Vorteile im Organismus bewirken. Daher ist ein kalter Fenchelsalat die beste Wahl. Wenn es doch einmal die warme Variante sein soll, spricht auch nichts gegen ein Fenchelsüppchen oder gedünsteten Fenchel als Gemüsebeilage, denn beim schonenden Garen bleiben viele Mineralstoffe und Vitamine erhalten. Leicht verdaulich, gibt Fenchel unserem Körper einen richtigen Basenschub.
Kochen, schmoren, braten, grillen, roh essen, als Saft: Alles lässt der Fenchel mit sich machen. So sorgt er für viel gesunde und heilsame Abwechslung in unserer Küche. Sogar im Obstsalat schmeckt er bekömmlich.

Früchte

Zitrusfrüchte

Gesund und schmackhaft, voller Vitamine und sekundärer Pflanzenstoffe, die unseren Organismus gesund halten: Zitrusfrüchte sind aus unserem Leben nicht mehr wegzudenken. Einerseits schützt die antioxidative Wirkung uns vor Erkältungen und Grippe. Andererseits schützen uns ihre Inhalts- und Farbstoffe sowie das unsichtbar gespeicherte Sonnenlicht des Südens, die Lichtphotonen, vor Herzkrankheiten, Diabetes, unterstützen die Leber und das Herz. Viele chronische Erkrankungen und Entzündungsprozesse können durch den Genuss von frischen Zitrusfrüchten gelindert und ihnen kann vorgebeugt werden. Sie helfen, Blutfette und Blutzucker zu reduzieren.
Die natürliche Säure der Zitrone schützt die Leber und unser Gehirn. Auch bei der Behandlung von Harnsteinen unterstützt die Zitrone. Ihre Säure ist verdauungsfördernd und wirkt gegen Völlegefühl. Detox-Kuren zum Entgiften und Entsäuern sind sehr beliebt – auch bei solchen Kuren ist die Zitrone unverzichtbar.
Apropos Säure: Die Früchte an sich sind, wenn wir ihren ph-Wert messen, sauer. In unserem Organismus aber sind sie äußerst basenbildend, da überreich an Mineralstoffen. Viele Menschen meinen, sie würden keine Zitrusfrüchte vertragen – das liegt vielleicht daran, dass sie sie zum falschen Zeitpunkt essen. Zitrusfrüchte sollen möglichst auf leeren Magen und vor allem nicht gemeinsam mit anderen Speisen gegessen werden. Früchte im Allgemeinen werden sehr schnell verdaut; wenn sie aber im Magen liegen bleiben, vermischt mit Speisen, deren Verdauung länger dauert, vergären sie. Dann bilden sie Alkohol und verursachen Blähungen bis zu Sodbrennen und Krämpfen. Kommt nun ein Gemisch aus unterschiedlichsten Nahrungsmitteln

im Magen zusammen, so bildet dies eine schwer verdauliche, gärende Maische. Dies gilt genauso für jedes andere frische Obst. Einzig und allein mit frischem Grünzeug, Salaten und Blattgemüse vertragen sich die Zitrusfrüchte und unterstützen sich gegenseitig in ihren Inhaltsstoffen.
Das bedeutet also: Iss Zitrusfrüchte und frisches Obst nie am Abend und möglichst immer auf leeren Magen. Dann können sich die wertvollen Komponenten der sauren Früchte optimal entfalten, sind sehr leicht verdaulich und bringen schnelle Energie. Du weißt ja: Sauer macht lustig!
Die heiße Zitrone wiederum haben die meisten Menschen bei Erkältungskrankheiten bereits ausprobiert. Diese stärkt, gemischt mit Honig, jedenfalls das Immunsystem. Das Wasser sollte dabei jedoch nicht heißer als 60 Grad Celsius sein, weil sonst die wertvollen Vitamine ihre Wirkung verlieren.

Apfel

Wer einen Apfel am Tag isst, bleibt gesund und braucht keinen Doktor, so das bekannte englische Sprichwort „An apple a day keeps the doctor away". Eine gute Botschaft im Apfelland Südtirol. Tatsächlich ist der Apfel ein Jungbrunnen und sehr wertvoll für den Erhalt unserer Gesundheit. Nur tun müsste man es – einen Apfel essen, jeden Tag!
Die sekundären Pflanzenstoffe, die in Äpfeln enthalten sind, beugen allen chronischen Erkrankungen vor. Es ist wie bei jeder Pflanze vor allem das Zusammenwirken aller Inhaltsstoffe einer Frucht, samt Schale und Fruchtfleisch mit allen Vitaminen, Spurenelementen, Ballast- und Mineralstoffen, Aminosäuren, Enzymen, Fruchtsäuren, Pektinen und Fruchtzucker, das den Unterschied macht. Aus dem Grund ist die ursprüngliche Frucht allen möglichen Nahrungsergänzungsmitteln eindeutig vorzuziehen. Letztere sind isoliert, synthetisch und wer-

den chemisch hergestellt. Sie werden als Wundermittel teuer vermarktet – tatsächlich braucht der Mensch sie allerdings bei abwechslungsreicher, hochwertiger Ernährung nur im Falle von Krankheit oder außergewöhnlich starker mentaler und physischer Belastung.

Der Apfel hat jedenfalls nicht umsonst seinen guten Ruf. Er senkt das Risiko, an Herz-Kreislauf-Problemen zu erkranken. Bei Diabetes und Osteoporose sowie auch bei Lungenerkrankungen nimmt er positiven Einfluss und schützt unseren Organismus. Verschiedene Wirkstoffe, vor allem Polyphenole, schützen Leber und Darm vor oxidativem Stress, wenn Schmerzmittel eingenommen werden müssen. Ein kranker Darm tut sich schwer mit der Entgiftung, sodass diesem mit den leberstärkenden Inhaltsstoffen des Apfels geholfen werden kann. Das Immunsystem, das im Darm sitzt, hält der regelmäßige Genuss von Äpfeln stark und gesund, sodass der Organismus dadurch vor verschiedenen Krankheiten geschützt ist. In wissenschaftlichen Studien konnte man bei Demenz- und Alzheimererkrankungen sogar einen Zusammenhang zwischen Apfelkonsum und einer Verbesserung der Gehirnleistung feststellen.

Nicht zuletzt enthält der Apfel Ballaststoffe, welche die Darmtätigkeit anregen, die Darmschleimhäute pflegen und die Darmflora regenerieren lassen. Im Apfel sind auch Präbiotika zu finden, die den Darmbakterien als Nahrung dienen und das Darmmikrobiom ordnen.

Am besten ist es, den Apfel ungeschält zu essen, denn die meisten Vitamine und Mineralstoffe sitzen in und unter der Schale. Das Provitamin A, viele B-Vitamine, die Vitamine C, E und D, die Spurenelemente Eisen, Zink, Kupfer, Mangan, Fluorid und Iodid, die Mineralstoffe Natrium, Kalium, Calcium, Magnesium, Phosphor, Schwefel und Chlorid machen den Apfel zu einem Kraftpaket und nähren unsere Zellen optimal.

Gewürze

Senf

Bereits die Menschen in vorchristlicher Zeit wussten um die Heilwirkung der scharfen Körner und nutzten sie. Jahrtausende alt ist dieses Wissen in China, wo der Senf in ländlichen Gebieten heute noch für Wickel und Bäder genutzt wird. Sogar Pythagoras erkannte, dass Senf wohl auch den Verstand schärft, nicht nur das Essen. Und der römische Schriftsteller Palladius beschreibt in seinem „Opus Agriculturae" ein Rezept von „brennendem Most", der im alten Rom sehr beliebt war und aus Senfsamen, Olivenöl, Honig und vergorenem Most hergestellt wurde. Grundsätzlich gilt bei den verschiedenen Sorten von Senfsamen: je dunkler die Sorte, desto schärfer.

Senf ist eine Wunderwaffe gegen Verdauungsbeschwerden und Sodbrennen. (In zweiterem Fall gilt es jedoch, ein wenig auszuprobieren; ab und zu kann der Senf zur Verstärkung der Symptome führen, je nachdem, was die Ursache dafür ist. Bei Sodbrennen empfiehlt es sich daher, einen milden Senf zu verwenden und vorsichtig auszuprobieren, welche Menge problemlos möglich ist.) Nicht umsonst wird er gerne zu fetten Speisen serviert: Die scharfen Senföle regen die Produktion von Verdauungssäften an. Sie stärken außerdem das Immunsystem.

Senf tötet den krebsauslösenden Magenkeim *Helicobacter pylori* ab, entfernt Gifte und krank machende Bakterien aus dem Organismus, hemmt die Bildung von Darmpolypen und sorgt für Magen-Darm-Gesundheit. Sekundäre Pflanzenstoffe töten Pilze, Bakterien und Viren. So können die Senfsamen appetitanregend, verdauungsfördernd, krebshemmend, wundheilend, durchblutungsfördernd und antientzündlich wirken.

Auch zahlreiche Vitalstoffe machen Senf wertvoll für unsere Gesundheit. Vitamin B1 stärkt die Nerven, Vitamin B3 senkt das

Cholesterin, Vitamin E wirkt entzündungshemmend. Calcium braucht unser Körper für Herz, Knochen und Muskeln; Magnesium entspannt unsere Muskeln. Selen stärkt die Immunabwehr und Eisen brauchen unsere roten Blutkörperchen, damit die Zellen den Sauerstoff gut aufnehmen können.
Besonders wertvoll und schmackhaft sind die Senfsprossen. Diese lassen sich ganz einfach und unkompliziert ziehen, wie auf S. 169 beschrieben. Lässt man sie weiterwachsen, bis die ersten grünen Blättchen sichtbar werden, oder sät man sie in einen Blumentopf, kann man sie als Microgreens auf Salate streuen. Dadurch bekommt man die geballte Ladung all der Inhaltsstoffe, die der Körper optimal verwerten kann.
Senfkörner sollen nicht erhitzt werden, da sie damit die wertvollen Inhaltsstoffe verlieren. Ganze Senfkörnchen können auch gekaut werden, wodurch sich langsam nach und nach der volle Geschmack und die Schärfe im Mund entwickeln. Aber Achtung: Da die scharfen Senföle die Schleimhäute reizen können, sollte nie zu viel davon genossen werden, also z. B. nicht mehrere Esslöffel auf einmal.
Leider enthalten die im Supermarkt erhältlichen Senf-Produkte sehr viel Zucker, Konservierungsmittel und meistens auch Weinessig – also Säure. Grundsätzlich sind Senföle scharf und können bei empfindlicher Magenschleimhaut, Gastritis oder Reflux die Säureproduktion noch anregen – in solchen Fällen gilt es daher eher, derartige Produkte zu vermeiden, darunter vor allem den sehr scharfen braunen oder schwarzen Senf. Die bessere Wahl ist grundsätzlich Senf aus dem Bioladen, ohne Zucker und mit Apfelessig. Diese Variante gilt aufgrund des hohen Mineralstoffgehalts als basenbildend.

Zimt

Ein weiteres unterschätztes Heilmittel ist der Zimt. Ägyptische Könige wurden damit einbalsamiert, er war wertvoller als Gold und bereits Hildegard von Bingen schwor auf innerliche und äußerliche Anwendung. Als Fußpuder nimmt er Schweißgeruch; als Gewürz wirkt er stark wärmend, wohltuend und heilend auf den Verdauungsapparat und kurbelt diesen an. Bei kurmäßiger Anwendung kann Zimt den Cholesterin- und Blutzuckerspiegel signifikant senken. Es reicht übrigens, Zimt immer in kleinen Mengen zu verwenden; bereits 3 Gramm täglich sind ein wahres Naturheilmittel.

In wissenschaftlichen Studien wurde beobachtet, dass Süßspeisen, denen Zimt beigefügt war, den Blutzuckerspiegel in ungewöhnlich langsamer Weise steigen lassen. Dadurch bleibt die Insulinausschüttung niedrig, was dem Körper ermöglicht, vermehrt Fett abzubauen, da er sich nicht um den überhöhten Zucker kümmern muss.

Zimt soll Ablagerungen im Gehirn verhindern und sogar bereits bestehende abbauen können. Einige Heiltraditionen aus dem fernen Osten raten, das wohlriechende Gewürz zu schnüffeln: Die Gehirnleistung soll damit gesteigert und das Wohlbefinden gestärkt werden.

Übrigens: Die Warnungen vor dem Cumarin – einem natürlichen Aromastoff, der in vielen Pflanzen vorkommt – sind überholt. Lange Zeit wurde davor gewarnt, weil Cumarin in hohen Dosen leberschädigend wirken kann und in Tierversuchen als potenziell krebserregend einstuft wurde. Besonders problematisch war früher das synthetische Cumarin, das in Parfüms und Lebensmitteln verwendet wurde: Es führte bei Überdosierung zu Leberschäden, Kopfschmerzen, Übelkeit und in seltenen Fällen zu Blutgerinnungsstörungen. *Früher*, wohlgemerkt, denn: Heute ist synthetisches Cumarin in Lebensmitteln verboten und für natürlich vorkommendes Cumarin gelten strenge Grenzwerte, um eben jene gesundheitlichen Risiken zu vermeiden.

Gewürznelken

Im Ayurveda gilt die Gewürznelke als außergewöhnliches Heilmittel. Ihre natürlichen Antioxidantien sind unübertroffen: Sie schützen die Zellmembranen, beugen damit chronischen Erkrankungen und Gewebeschädigungen vor und sind entzündungshemmend, besonders, was den Magen-Darm-Trakt betrifft. Auch gegen Pilze, Viren und Bakterien werden in der Naturheilkunde Gewürznelken eingesetzt. So hat beispielsweise die Physiologin Hulda Clark eine Darmparasitentinktur entwickelt, die sehr effizient wirkt und bei der Gewürznelke (neben Wermutkraut und Schwarzwalnuss-Schalen) ein wichtiger Bestandteil sind.
Die Kombination aus Gewürznelken und Zimt ist eine hervorragende Möglichkeit, den Blutzuckerspiegel im Zaum zu halten. Als sehr wärmende Gewürze heizen sie den Stoffwechsel an und helfen damit dem Körper beim Fettabbau. Sie regen die Verdauungstätigkeit an und helfen bei Appetitlosigkeit.
Besonders bekannt ist die Gewürznelke zudem als schmerzstillendes Mittel bei Zahnschmerzen. Dafür wird eine Nelke auf dem schmerzenden Zahn so lange festgebissen, bis sie sich fast auflöst. Doch auch ohne Zahnschmerzen ist die Gewürznelke ein praktischer Helfer bei der Mundhygiene. Sie wirkt nämlich gegen Mundgeruch, indem sie die Fäulnisbildung im Mund reduziert. Zu dem Zweck gibt es entweder verschiedene Produkte mit Gewürznelken zu kaufen oder man kaut die Nelken roh.

Sonstige Wunderwirker

Kakao

Die Kakaobohne ist eine der größten natürlichen Magnesiumquellen aller uns zur Verfügung stehenden Lebensmittel. Sie war den Azteken heilig; diese nutzten sie zu vielen Gelegenheiten und Ritualen.

Schwach entölter Kakao liefert über 400 Milligramm Magnesium pro 100 Gramm und würde in dieser Menge bereits den Tagesbedarf eines Erwachsenen decken. Magnesium erfüllt im Körper viele verschiedene Aufgaben: Es wirkt entzündungshemmend, fördert die Herzgesundheit, aktiviert über 300 Enzyme, entspannt unsere Muskulatur, lindert Kopfschmerz und unterstützt nicht zuletzt alle unsere Bemühungen, die zu einem idealen Körpergewicht führen sollen. Hier spreche ich von Rohkakao – am besten ungeröstet, nicht alkalisiert und so wenig wie möglich verarbeitet. Achte beim Kauf also auf Bioqualität, 100-prozentigen (oder mindestens 70 %) Kakaoanteil und einen hohen Fettgehalt (20 %, schwach entölt).

Doch damit nicht genug: Kakao erhöht das „gute" Cholesterin und senkt das „schlechte" LDL-Cholesterin. Er sorgt für gute Laune, Lust und Energie, denn er produziert u. a. die „Wohlfühlhormone" Serotonin und Dopamin.

Kakao wirkt darüber hinaus stark antioxidativ, sodass der Körper vor der zerstörerischen Wirkung der freien Radikale geschützt wird. Das Immunsystem wird gestärkt und entlastet, sodass der gesundheitliche Nutzen gar nicht hoch genug einzuschätzen ist. Auch in Hinblick auf langfristige Gesundheit, denn Kakao hält die Blutgefäße gesund, wirkt regulierend auf Bluthochdruck bzw. bei niedrigem Blutdruck, beugt Arteriosklerose vor und kann sogar bei Demenz, Alzheimer und Gedächtnisschwund helfen. Auch schwangere Frauen profitieren von der Wirkung der

Kakaobohne, denn Kakao ist, wie erwähnt, reich an Magnesium, Eisen und Kalium. Dies ist wichtig für die Muskelentspannung. Zudem können die enthaltenen Pflanzenstoffe den Blutdruck leicht senken und die Durchblutung verbessern, was das Risiko einer Schwangerschaftshypertonie reduziert.

Hefeflocken

Hefeflocken sind ein natürlicher Geschmacksverstärker und in jedem Bioladen erhältlich. Mit ihrem käsig-nussigen Aroma sind sie besonders als Streukäseersatz oder Parmesanalternative gerade in der veganen Küche äußerst beliebt. Das intensive Aroma haben wir der natürlichen Glutaminsäure zu verdanken. Diese hat jedoch nichts mit dem künstlichen Geschmacksverstärker Glutamat zu tun.
Für Hefeflocken wird Hefe auf Melasse oder einem Getreide-Nährboden kultiviert. (Die glutenfreie Variante auf Melasse-Basis gibt es im Reformhaus.) Dabei entsteht eine feuchte Masse, eine Art „Hefecreme", die anschließend schonend getrocknet, dann gewalzt und vermahlen wird. Aufgrund des Trockenprozesses enthalten Edelhefeflocken keine aktive Hefe, die Vitamine bleiben jedoch bestehen.
Die geschmacksintensiven Flocken haben es in sich: Sie strotzen nur so vor Vitaminen, Mineralien und Spurenelementen. Besonders auffällig ist der hohe Anteil an B-Vitaminen (B1, B2, B3, B5 und B6). Hinzu kommen Folsäure, Kalium, Eisen, Phosphor und Zink. Auch Eiweiß in Form der gut verwertbaren Aminosäuren finden wir in Hefeflocken zuhauf.
Achtung: Streue Würzhefeflocken immer erst ganz zum Schluss über Suppen, Eintöpfe, Pasta, Pizza, Salate und Gemüsepfannen! Denn durch das Erhitzen geht sonst ein Großteil der Nährstoffe verloren. Ebenso haben sich Hefeflocken als Zutat in Soßen, Aufstrichen, Dips und Pestos bewährt.

Auch ich selbst möchte auf Hefeflocken keinesfalls verzichten. Seit jeher ernähre ich mich vegetarisch; schon als Kind widerstand mir alles, was aus Fleisch oder Fisch zubereitet war. Ich wurde in meiner Einstellung nicht verstanden und man meinte, mich zum Fleischessen zwingen zu müssen. Bis heute sind alle derartigen Versuche misslungen – ich blieb bei meiner vegetarischen Ernährung.

Dabei probiere und kreiere ich immer wieder gerne neue Rezepte und bin irgendwann auf veganen Parmesan gestoßen, der mit Hefeflocken und Cashewkernen gemacht wird. Letztere geben einen noch käsigeren Geschmack und sind zwar super gesund, gehören aber zu den guten Säurebildnern. Wer dies vermeiden möchte, kann die Cashews durch Mandeln ersetzen. Cashew- oder Mandelparmesan gibt es bei mir zu sehr vielen Gerichten. Ich gebe ihn auf jede Suppe, auf Gemüse, Bratkartoffeln, Nudeln mit Olivenöl usw. Er versorgt mich mit viel Vitamin B.

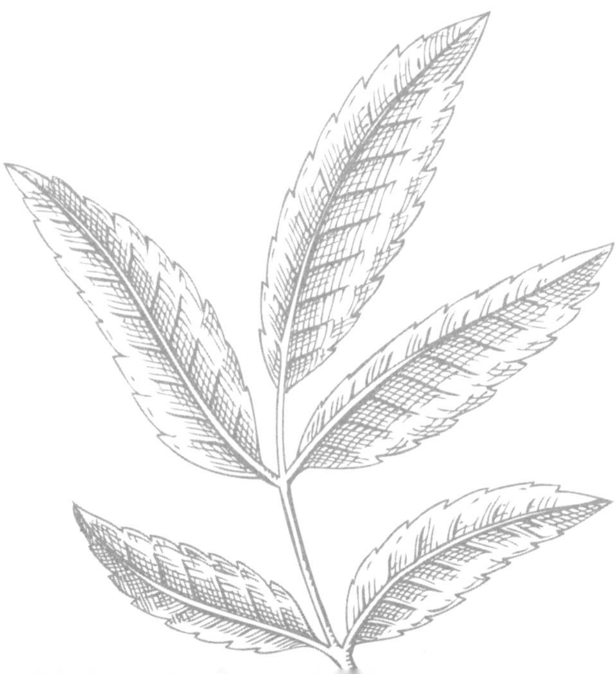

Schlussgedanken

Es ist nicht genug zu wissen, man muss es auch anwenden.
Und es ist nicht genug zu wollen, man muss es auch tun.
Johann Wolfgang von Goethe

Wie sieht mein Gesundheitsweg aus?
Welche Botschaft möchte ich mit diesem Buch in die Welt hinaustragen?
Lerne, auf deine innere Stimme zu hören. Es gibt keinen Königsweg. Jeder Mensch muss die Verantwortung für seine Entscheidungen über den eigenen Lebensweg selbst treffen.
Jeder Mensch hat die Pflicht und die Freiheit, diese Weichen zu stellen.
In diesem Buch findest du Vorschläge und Anregungen, aber keine Vorschriften.
Höre auf die Stimme deines Herzens und triff danach mutig deine ganz eigenen Entscheidungen!
Ich weiß, dass Freiheit schwer zu tragen ist, aber letztlich ist sie der Schlüssel für ein gesundes und glückliches Leben!

DANKE sagen will ich all den Menschen, die mich auf diesem Lebensweg begleitet haben und so auch Teil dieses Buches sind.
Erst auf dem Weg zu mir selbst beginne ich zu verstehen, wie wichtig all diese Menschen für mich sind.

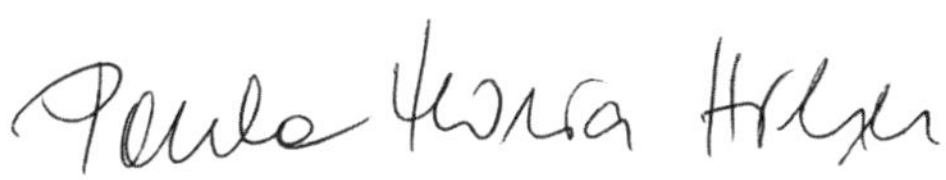

Weiterführende Literatur und Quellen

Aïvanhof, Omraam Mikhaël: Yoga der Ernährung. Dietingen: Prosveta 2013.

Bibel, 4. Aufl. Freiburg im Breisgau: Herder 1965.

Dürckheim, Graf Karlfried: Vom doppelten Ursprung des Menschen – Als Verheißung, Erfahrung, Auftrag. Freiburg im Breisgau: Herder 1973.

Ehret, Prof. Arnold: Gesunde Menschen. Band 1. Das Fasten- und Ernährungsbuch. Lebensfragen, kranke Menschen, Lehr- und Fastenbrief, Verjüngung auf natürlichem Wege und andere Originaltexte. Hg. von Jens Rohark. Mit Anmerkungen von Sven Rohark. 5. Aufl. Cheb: Roh-Ark-Verlag 2018.

Ehret, Prof. Arnold: Gesunde Menschen. Band 2. Das rationale Fasten. Die schleimfreie Heilkost – Das Heilsystem der schleimfreien Diät. Körperliche Fitness. Mit Anmerkungen von Sven Rohark. 2. Aufl. Cheb: Roh-Ark-Verlag 2018.

Enders, Giulia: Darm mit Charme. Berlin: Ullstein 2017.

Fan, Nuoci, Fusco, Jennifer L. & Rosenberg, Daniel W.: „Antioxidant and anti-inflammatory properties of walnut constituents: Focus on personalized cancer prevention and the microbiome", in: Antioxidants, 12 (5) (2023), S. 982. https://doi.org/10.3390/antiox12050982 (02.12.2025).

Jonas, Dr. Wayne: Heilung geschieht von selbst. Ein Mediziner entschlüsselt den geheimen Gesundheitscode unseres Körpers. Aus dem Englischen von Judith Elze. München: Knaur MensSana 2019.

Kabat-Zinn, Jon: Gesund durch Meditation – Das große Buch der Selbstheilung mit MBSR (Neuausgabe). München: Knaur MensSana TB 2019.

Lauk, Marcus: Steinalt und kerngesund. Leipzig: Draksal 2014.

Li, Yuhui, et al.: „Wheat Bran Intake Can Attenuate Chronic Cadmium Toxicity in Mice Gut Microbiota", in: Food & Function, 7 (8) (2016), S. 3444–3454. https://doi.org/10.1039/C6FO00233A. [pubs.rsc.org] (02.12.2025).

Longo, Valter: Iss dich jung. Wissenschaftlich erprobte Ernährung für ein gesundes und langes Leben – die Longevità-Diät. München: Goldmann 2018.

Martin, Paul: Körper-Bewusstsein. Die moderne Medizin und das Zusammenspiel von Körper, Geist und Seele. Aus dem Englischen von Kirsten Langbein. Bergisch-Gladbach: Bastei-Lübbe 1999.

Michalsen, Dr. Andreas: „Der köstliche Weg zu einem langen und gesunden Leben", in: Focus, 18 (2024). https://www.focus.de/magazin/archiv/medizin-der-koestliche-weg-zu-einem-langen-und-gesunden-leben_id_259888477.html (05.10.2025).

Michalsen, Dr. Andreas: Ernährung. Meine Quintessenz: Kraftvoll und gesund bleiben! Sicher länger leben! Berlin: Insel Verlag 2024.

Michalsen, Dr. Andreas: Mit Ernährung heilen: Besser essen – einfach fasten – länger leben. Neuestes Wissen aus Forschung und Praxis. Berlin: Insel Verlag 2021.

Moussa, Marmar R. et al.: „Systemic inflammation and the inflammatory context of the colonic microenvironment are improved by Urolithin A", in: Cancer Prevention Research, 17 (5) (2024), S. 321–333. https://doi.org/10.1158/1940-6207.CAPR-24-0383 (05.10.2025).

Platsch, Dr. med. Klaus-Dieter: Das heilende Feld – was Sie selbst für Ihre Heilung tun können. München: Knaur MensSana TB 2013.

Schubert, Christian & Amberger, Madeleine: Was uns krank macht – Was uns heilt. Aufbruch in eine neue Medizin. Das Zusammenspiel von Körper, Geist und Seele besser verstehen. 3. Aufl. Munderfing: Fischer & Gann 2021.

Snowdon, Bettina: Das einfachste Heilfasten-Buch aller Zeiten. Stuttgart: Trias 2014.

Solon-Biet, Samantha M. et al.: „The ratio of macronutrients, not caloric intake, dictates cardiometabolic health, aging, and longevity in ad libitum-fed mice", in: Cell Metabolism, 19 (3) (2014), S. 418–30. https://pubmed.ncbi.nlm.nih.gov/24606899/ (02.12.2025).

Sun, Zhenya et al.: *„Impact of total parenteral nutrition vs. exclusive enteral nutrition on postoperative adverse outcomes in patients with penetrating Crohn's disease undergoing surgical resection: a retrospective cohort study",* in: British Journal of Nutrition, 132 (3) (2024).

Tepperwein, Kurt: Selbstheilungskräfte aktivieren – Gesundheit durch richtiges Denken. BoD – Books on Demand 2017.

Tepperwein, Kurt: Die Botschaft deines Körpers: Die Sprache der Organe. München: mvg Verlag 2004.

Tepperwein, Kurt: Jungbrunnen Entsäuerung. Wohlbefinden rundum durch ein harmonisches Säure-Basen-Verhältnis. 20. Aufl. München: Goldmann 2001.

Then, Chee K., et al.: „Dietary Fibre Supplementation Enhances Radiotherapy Tumour Control and Alleviates Intestinal Radiation Toxicity", in: Microbiome 12 (1) (2024). https://doi.org/10.1186/s40168-024-01804-1 (02.12.2025).

Bibliografische Information
der Deutschen Nationalbibliothek
Die Deutsche Nationalbibliothek verzeichnet diese Publikation in der Deutschen Nationalbibliografie; detaillierte bibliografische Daten sind im Internet abrufbar: http://dnb.d-nb.de

1. Auflage 2026

Weinbergweg 7
I-39100 Bozen
buchverlag@athesia.it

Lektorat: Josefa Niedermaier (stimmt-das-so.at), Innsbruck
Illustrationen: Umschlag (adobe.stock.com – sketched-graphics)
Umschlaggestaltung: Kathrin Steigerwald, Hamburg
Design & Layout: Athesia-Tappeiner Verlag
Druck: Athesia Druck, Bozen
Papier: Umschlag Symbol Card, Innenteil Munken Print White

Gesamtkatalog unter
www.athesia-tappeiner.com

ISBN 978-88-6839-889-7
ISBN 978-88-6839-890-3 (e-Book)

FSC www.fsc.org
MIX
Papier | Fördert gute Waldnutzung
FSC® C010042

Dieses Buch wurde der Umwelt zuliebe nicht mit einer Schutzfolie eingeschweißt.

designed + produced
IN SÜDTIROL